POWERDRINKS UND VITALSÄFTE

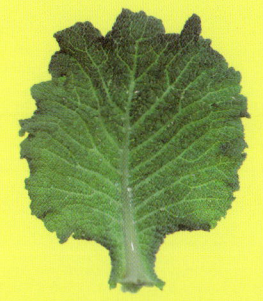

POWERDRINKS
UND **VITALSÄFTE**

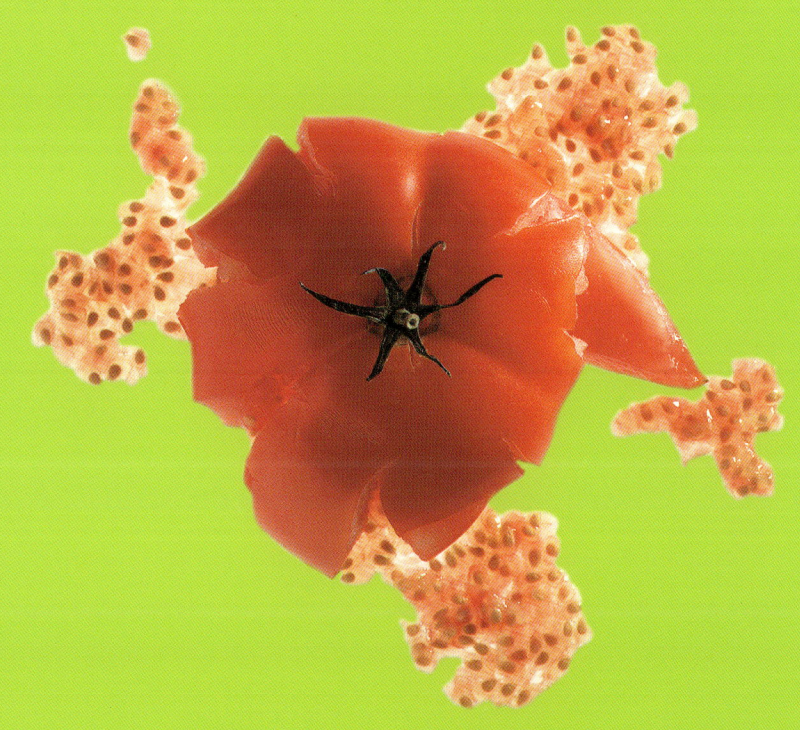

FÜR MEHR **GESUNDHEIT** UND **ENERGIE**
OBST UND **GEMÜSE** FRISCH GEPRESST

ANNA SELBY

Mosaik

Originaltitel: The Juice and Zest Book
Originalverlag: Collins & Brown Limited, London

Lektorat, Satz und dtp: Redaktionsbüro Kramer, Weißenfeld/München
Übersetzung aus dem Englischen: Suzanne Bürger, München
Umschlaggestaltung: Heinz Kraxenberger, München
Fotos und Umschlagfoto: Sian Irvine
Druck und Bindung: Toppan, China
Printed in China
ISBN: 3-576-11638-9

Hinweis: Das vorliegende Buch wendet sich an Menschen, die sich für
Ernährung und deren Auswirkungen auf Gesundheit und Lebensweise
interessieren. Der Inhalt ist im Hinblick auf Genauigkeit und Aktualität
gewissenhaft erarbeitet worden – da sich Medizin und Ernährungswissenschaft jedoch ständig weiter entwickeln, ist dieses Buch nicht als Ersatz
für professionellen ärztlichen Rat oder eine medizinische Diagnose gedacht.
Weder Autor noch Verlag können für eventuelle Nachteile und Schäden, die
aus Irrtümern, Auslassungen oder aus den im Buch enthaltenen praktischen
Hinweisen resultieren, eine Haftung übernehmen.

Inhalt

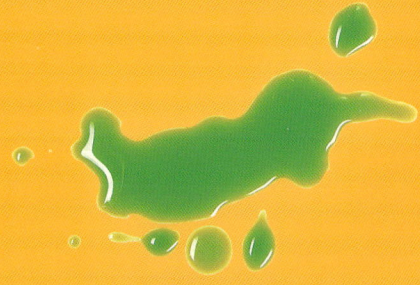

TEIL 1

Alles über

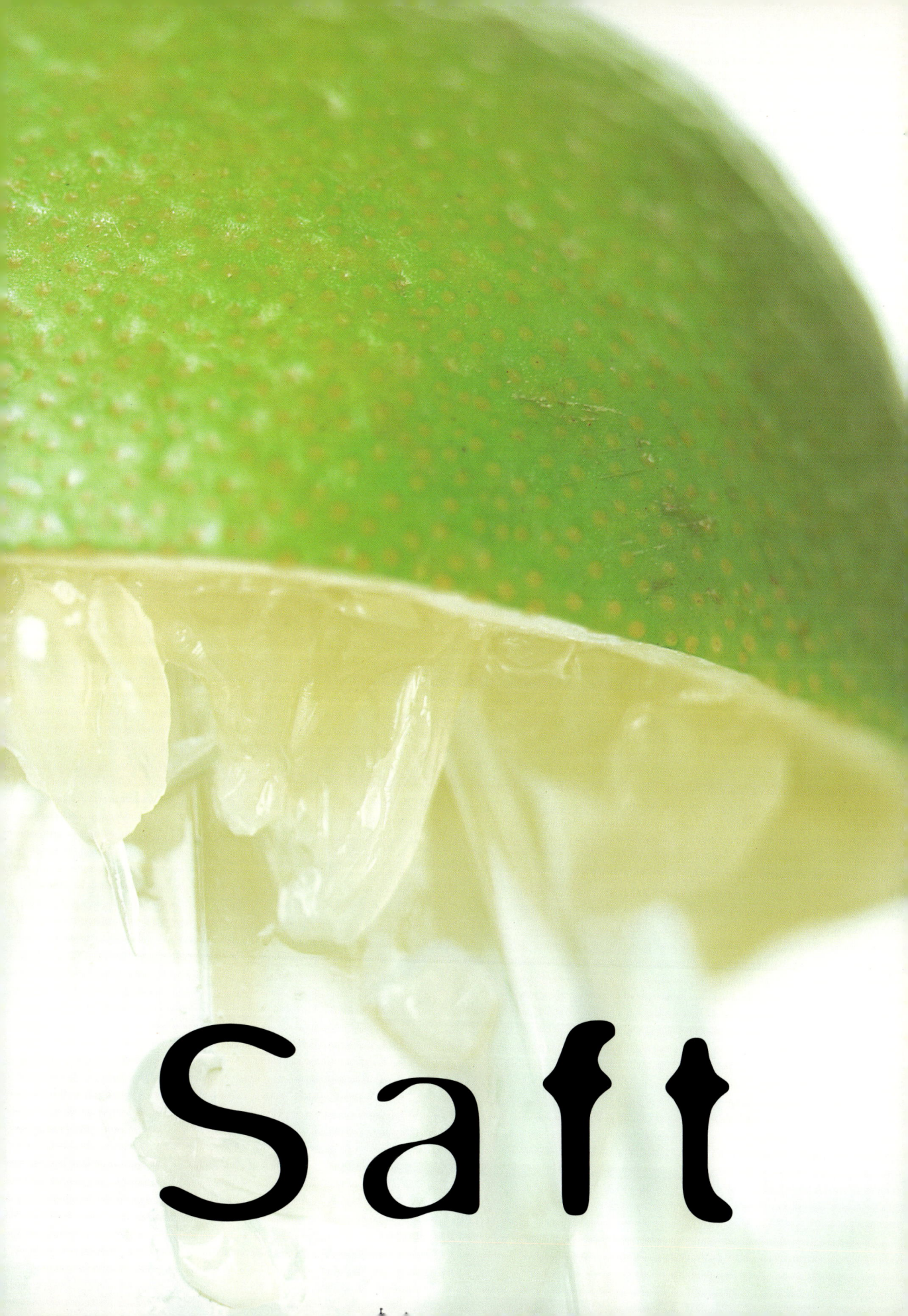

Saft

Wenn Sie jemandem
erzählen, dass Sie regelmäßig Obst-
und Gemüsesäfte trinken, wird unweigerlich
die Frage kommen: „Warum isst du denn Obst und
Gemüse nicht einfach als Ganzes?" Darauf gibt es mehre-
re Antworten. Wie jeder weiß, stecken Früchte und Gemüse
voller lebenswichtiger Nährstoffe – Vitamine, Mineralien und

Warum Saft?

Enzyme, die für die Gesundheit unentbehrlich sind. Ernäh-
rungsexperten empfehlen täglich fünf Obst- oder Gemüseportionen, was
inzwischen weithin bekannt ist, aber viel zu selten befolgt wird. Die erste
Antwort auf die Frage lautet also, dass es viel einfacher ist, ein Glas
Karottensaft zu trinken als ein Pfund Karotten zu knabbern! Überdies
verarbeitet der Körper eine Flüssigkeit sehr viel rascher und effizien-
ter als feste Nahrung oder Mineralstoff- und Vitaminzusätze.
Zudem ist ein Saft von Haus aus „Rohkost", d.h. anders als beim
Kochen wird hier keiner der wertvollen Nährstoffe zerstört.
Säfte wirken reinigend und heilsam, sie beleben und ver-
jüngen – aber am meisten spricht für sie vielleicht
einfach die Tatsache, dass sie köstlich
schmecken.

Entsaften – um der
Gesundheit willen

Viele Menschen behandeln ihren Körper nicht viel anders als ihr Auto. Genügend Kraftstoff und ab und zu mal eine Inspektion, dann wird er schon einigermaßen funktionieren – und gibt es mal Probleme, geht es ab in die Werkstatt zur Schnellreparatur.

Dabei ist unser Körper natürlich keine Maschine, sondern ein lebendiger, wachsender Organismus, dessen Zellen sich ständig erneuern und reparieren. Um optimal zu funktionieren, benötigt der Körper die bestmögliche Ernährung.

Leider wird ihm die meistens nicht vergönnt. Zum Teil ist dies auf unseren hektischen Lebensstil zurückzuführen. Wenn der Arbeitsweg schon viel Zeit frisst, wenn immer mehr Überstunden anfallen, wenn zu Hause Haushalt und Kinder warten und Familie und Freunde auch zu ihrem Recht kommen wollen, muss zwangsläufig etwas auf der Strecke bleiben. Und in erster Linie ist das dann die Zubereitung gesunder Mahlzeiten in der eigenen Küche. Stattdessen ernähren wir uns zunehmend von vorgefertigten Convenience-Mahlzeiten aus dem Supermarkt und von Fastfood aus Schnellrestaurants. Dabei enthalten diese meist viel zu viel Salz, Fett und Zucker, ganz abgesehen von all den Konservierungs-, Farb- und Aromazusätzen.

SCHUTZ VOR KRANKHEITEN

Welche gravierenden Auswirkungen eine ungesunde Ernährungsweise haben kann, wurde gerade von der Weltgesundheitsorganisation bestätigt. Ihre Untersuchungen haben ergeben, dass rund 85 % der Krebsfälle bei Erwachsenen vermeidbar wären und allein die Hälfte davon auf Ernährungsmängel zurückzuführen ist. Viele dieser Krebsfälle wurden dabei nicht in den Hun-

gergebieten der Welt registriert, sondern in den reichen Industriestaaten, in denen nicht etwa zu wenig, sondern viel zu reichlich gegessen wird. Das Problem ist, dass unsere Lebensmittel nicht mehr genügend lebenswichtige Nährstoffe enthalten, weil diese bei der Verarbeitung zerstört werden.

Laut der World Health Organization gibt es bestimmte Nährstoffe, die für die Gesundheit unerlässlich sind – dazu gehören die Vitamine A (Betacarotine aus pflanzlichen Quellen), C und E sowie der Mineralstoff Selen. Die Schutzfunktionen dieser so genannten „Antioxidanzien" ist weithin anerkannt. Sie schützen aber nicht nur vor harmlosen Infektionen, sondern auch vor ernsthafteren Leiden, einschließlich Krebs und Herzerkrankungen. Viele Fachleute sind überzeugt, dass Antioxidanzien auch frühzeitiges Altern verhindern können.

SUPERKÄMPFER

Antioxidanzien zerstören freie Radikale – das sind elektrochemisch instabile Moleküle, die sich in unserem Körper bilden. Ihre Entstehung wird mit verschiedenen Ursachen in Verbindung gebracht, darunter Luftverschmutzung, Stress, übermäßiges Essen, Pestizide, Zigaretten, bestimmte Lebensmittel und Medikamente. Sie greifen andere, gesunde Moleküle chemisch an, wodurch diese ebenfalls instabil werden.

Auf diese Weise entsteht eine Kettenreaktion, die zu fortschreitender Zellschädigung und Krankheiten führt. Die Versorgung unseres Körpers mit ausreichend Antioxidanzien zur Bekämpfung der freien Radikale ist also die beste Vorsorge, um ihn fit und gesund zu erhalten.

Säfte verhindern
Krankheiten

Bei der Abwehr von Krankheiten kämpfen Antioxidanzien an vorderster Front, die wichtigsten sind die Vitamine A, C und E sowie Selen. Aber auch viele Vitamine aus dem B-Komplex sowie Zink, Enzyme und bestimmte Aminosäuren haben antioxidative Eigenschaften. All diese Substanzen sind auch in Tablettenform erhältlich und lassen sich dem Körper auf diese Weise problemlos zuführen. Wissenschaftliche Studien haben allerdings ergeben, dass die Schutzwirkung der Antioxidanzien höher ist, wenn sie zusammen und nicht einzeln in den Körper gelangen. Außerdem sollte man bedenken, dass alle diese Substanzen in natürlicher Form und in ernährungsphysiologisch optimal ausgewogener Zusammensetzung bereits in Früchten und Gemüsen zu finden sind.

LAUFENDE FORSCHUNG

Die Ernährungswissenschaft befindet sich in einem ständigen Wandel und bringt laufend neue Erkenntnisse hervor. Wussten Sie, dass Vitamin C erst in den 1920er-Jahren entdeckt wurde? Um die Schutzfunktionen der Antioxidanzien wissen wir auch erst seit wenigen Jahren – aber auch sie sind vielleicht nur ein kleiner Teil eines ernährungsphysiologisch viel größeren Ganzen. Denn wahrscheinlich gibt es noch zahlreiche andere – bislang unerforschte – Ursachen dafür, warum die Nährstoffe in Früchten und Gemüsen eine so gesundheitsfördernde Wirkung entfalten.

Früchte und Gemüse gehören zweifellos zu den besten Lieferanten von Antioxidanzien. Da diese jedoch, wie viele andere Nährstoffe, beim Erhitzen zerstört werden, sollte man Obst und Gemüse möglichst roh verzehren. Das ist einer der Gründe, warum Säfte so gesund sind – sie sind roh (auch der Saft von Gemüsen, die Sie niemals im Rohzustand essen würden, etwa rote Bete!) und alle ihre Nährstoffe sind lebendig und können ihre volle Wirkung entfalten. Außerdem ist es weitaus bequemer, im Laufe des Tages ein paar Gläser Karottensaft zu trinken als bündelweise Karotten zu knabbern! Fünf mittelgroße Karotten liefern rund 20.000 Mikrogramm Betacarotin, das der Körper in Vitamin A umwandelt. Diese Menge steckt auch schon in einem Glas Karottensaft – ohne dass man dafür vor sich hinmümmeln muss!

GESUNDHEIT UND LANGLEBIGKEIT

Das Einzige, was zugegebenermaßen in einem Saft fehlt, sind die faserigen Ballaststoffe, die sich in der ganzen Frucht oder im Gemüse befinden. Daher sollten Sie bei Ihrer Ernährung zusätzlich auch Rohkost im Ganzen zu sich nehmen. Säfte sind dafür kein Ersatz, sondern eher eine gesunde Ergänzung. Obwohl Säfte keine Ballaststoffe enthalten, wirken sie auf den Körper ungeheuer reinigend und helfen Giftstoffe aus dem Verdauungstrakt auszuschwemmen. Als Immunstimulierer, Entschlacker und Vorbeugungsmittel gegen Krankheiten und vorzeitiges Altern sind Säfte fast unschlagbar. Allein dadurch, dass sie flüssig sind, können sie vom Körper viel leichter aufgenommen und verarbeitet werden, selbst wenn Ihre Verdauung eher träge oder etwas schwierig ist.

Möglicherweise besteht sogar eine Verbindung zwischen dem Genuss von Säften und unserer geistigen und seelischen Gesundheit. Obwohl in dieser Hinsicht noch geforscht wird,

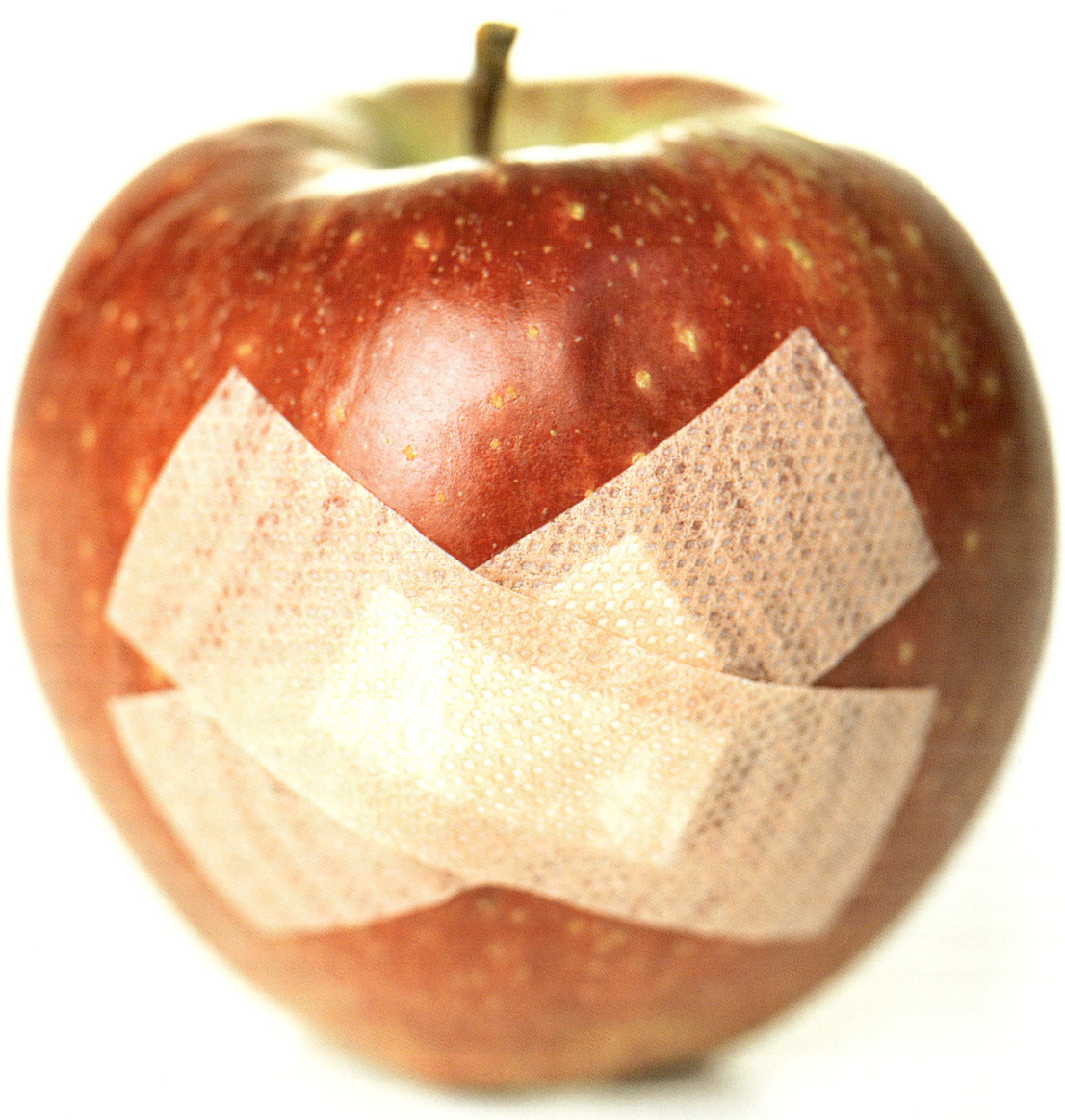

könnten viele Beschwerden – von Senilität über Schizophrenie bis zur Depression – etwas mit einem Mangel an bestimmten Nährstoffen zu tun haben, etwa an Zink, Vitamin B_1 und einigen Aminosäuren.

Zu all den gesundheitlichen Vorzügen kommen auch noch kosmetische, die für den Saft sprechen. Viele Menschen, die regelmäßig Frischsäfte trinken, sind überzeugt, dass sich das Aussehen ihrer Haut verbessert. Linien und Fältchen, denen man oft mit sündhaft teuren Feuchtigkeitscremes zu Leibe rückt, glätten sich oft wie von selbst und verleihen einen weicheren, jugendlicheren Teint. Säfte sollen auch zur Stärkung der Fingernägel und der Knochen beitragen und können regelrecht lebensverlängernd wirken.

Norman Walker, einer der Pioniere des Entsaftens in den Vereinigten Staaten, soll mit seinen Rezepten 113 Jahre alt geworden sein!

Vitamine und
Mineralstoffe von A–Z

Vitamin	Positive Wirkung/Funktion	Vitaminlieferanten
A (Betacarotin, Retinol)	Gehört zu den wichtigsten Antioxidanzien; stärkt das Immunsystem, sorgt für kräftige Zähne, Haare und Knochen; schützt und stärkt die Schleimhäute der Atem- und Verdauungsorgane.	Vitamin A selbst kommt nur in Milchprodukten, Eiern, Fisch und Leber vor, aber der Körper kann es aus seiner Vorstufe, dem Betacarotin, aufbauen. Dieses findet sich in Karotten, dunkelgrünen Blattgemüsen, roten und gelben Paprikaschoten, Kürbis, Süßkartoffeln (Batate), Orangen, Melonen, Mangos, Aprikosen und Pfirsichen.
B_1 (Thiamin)	Unentbehrlich für die Umwandlung von Kohlehydraten in Energie; gut für Muskeln und Nervensystem.	Knoblauch, Lauch, Blumenkohl, Orangen, Ananas.
B_2 (Riboflavin)	Unentbehrlich für die Umwandlung von Fetten in Energie; gut für Haut, Haare und Nägel.	Aprikosen, Pfirsiche, Kirschen, Brokkoli, Spinat, Brunnenkresse.
B_3 (Niacin)	Unterstützt den Stoffwechsel und die Umwandlung verschiedener Nahrungsmittel in Energie. Stärkt das Nerven- und Verdauungssystem.	Sojabohnensprossen, Petersilie, rote Paprikaschoten, Trauben, Erdbeeren, Passionsfrüchte.
B_5 (Pantothensäure)	Wichtig für den ungestörten Ablauf zahlreicher Stoffwechselvorgänge und die Umwandlung von Kohlehydraten, Fetten und Eiweißen in Energie.	Wassermelonen, alle Beerensorten, Stangensellerie, Brokkoli, Süßkartoffeln (Batate).
B_6 (Pyridoxin)	Wichtig für den Eiweißstoffwechsel; fördert die Gesundheit der Haut und unterstützt das Nerven- und Immunsystem.	Bananen, Wassermelonen, schwarze Johannisbeeren, Lauch, Süßkartoffeln (Batate), grüne Paprikaschoten.
B_{12} (Cobalamin)	Unentbehrlich für den Eisenstoffwechsel; wichtig für gesunde Nervenzellen und die Bildung von roten Blutkörperchen.	Der Körper kann Vitamin B_{12} selbst aufbauen; besonders reichlich vorhanden ist es in bestimmten Algenarten.
C (Ascorbinsäure)	Ein höchst wirksames Antioxidans; stärkt das Immunsystem; wichtig für die Wundheilung; schützt vor Herzleiden, Krebs und anderen degenerativen Erkrankungen. Unterstützt die Eisenaufnahme – besonders wichtig für Raucher, Kranke und Alltagsgestresste.	Grüne Blattgemüse, Zitrusfrüchte, schwarze Johannisbeeren, Mangos, Papayas, Ananas, Petersilie, Paprika, Tomaten, Kartoffeln.
D (Calciferol)	Kräftigt die Knochen und unterstützt den Körper bei der Aufnahme von Kalzium und Phosphor.	Wird vom Körper unter Einwirkung des Sonnenlichtes selbst produziert.
E (Tocopherol)	Starkes Antioxidans; schützt die Zellen, den Blutkreislauf und das Immunsystem; beugt vorzeitigem Altern vor.	Alle dunkelgrünen Blattgemüse.
Folsäure (Pteroylglutaminsäure)	Ganz wichtig für Schwangere – schützt das Ungeborene vor Spina bifida; stärkt das Nervensystem; unterstützt den Aufbau der roten Blutzellen.	Rote Bete, Brokkoli, Kohl, Melonen, Zitrusfrüchte.
K (Phyllochinon)	Wichtig für die Blutgerinnung.	Alle grünen Blattgemüse.

Bücher
am Käfertörle

Gartenweg 8
74821 Mosbach
Tel.: 0 62 61 / 91 72 77
Fax.: 0 62 61 / 91 72 87

Datum: 19.9.2002
Lieferant: U

Sebert

Menge: 1
Autor: Höhne, Anita
Titel: Zauberkraft Saft
Verlag: Heyne
ISBN: 3453125479
Preis: 6780742.00

Lieferzeiten und Preisangaben sind unverbindlich.
Wir danken für Ihren Besuch !

Mineralstoffe	Positive Wirkung/Funktion	Mineralstofflieferanten
Kalzium	Unentbehrlich für kräftige Zähne und Knochen sowie für Nerven, Muskeln und Herz; unterstützt die Blutgerinnung.	Spinat, Brokkoli, Brunnenkresse, Kohl, grüne Paprikaschoten, Karotten, alle Beerenarten, Trauben, Kiwis, Papaya.
Chlor	Reguliert den Flüssigkeitshaushalt des Körpers und verbessert die Leberfunktion.	Brunnenkresse, Karotten, Stangensellerie, Lauch, Salat, Süßkartoffeln (Batate), Beeren, Melonen, Passionsfrüchte, Algen.
Jod	Wichtig für den Aufbau der Schilddrüsen-hormone; spendet Energie und fördert das Wachstum.	Algen.
Eisen	Unentbehrlich für den Sauerstofftransport der roten Blutzellen. Während der Menstruation kann es bei einigen Frauen zu Eisenmangel kommen.	Dunkelgrüne Blattgemüse, Petersilie, Süßkartoffeln (Batate), Zuckererbsen, Radieschen, schwarze Johannisbeeren, Beeren, Passionsfrüchte.
Magnesium	Wichtig für gesunde Muskeln und die Übertragung von Nervenimpulsen, aber auch für das Wachstum und die Zellerneuerung.	Rote Bete, Brokkoli, Kohl, Knollensellerie, Steckrüben, Zuckererbsen, alle Beeren-arten, schwarze Johannisbeeren, Kiwis, Melonen, Zitronen.
Mangan	Spielt eine wesentliche Rolle beim Zucker- und Fettstoffwechsel.	Alle grünen Blattgemüse.
Phosphor	Sorgt für feste Knochen und Zähne; fördert die Herz- und Nierentätigkeit.	Knollensellerie, Brokkoli, Alfalfa, schwarze Johannisbeeren, Trauben, Kiwis, Melonen, Passionsfrüchte, Beeren.
Kalium	Lebenswichtig für Herz, Nieren und Nervenzellen; steuert den Blutkreislauf und den Blutdruck.	Bananen, schwarze Johannisbeeren, Kir-schen, Trauben, Kiwis, Melonen, Pfirsiche, grüne Blattgemüse, Radieschen, rote Bete, Tomaten.
Selen	Wichtiges Antioxidans; schützt vor Krebs und Herzerkrankungen, fördert die Leberfunktion.	Zwiebeln, grüne Gemüse.
Natrium	Zu viel davon kann hohen Blutdruck verursachen; daher sollte man Salz beim Kochen und Essen nur sehr spar-sam verwenden.	Die meisten Gemüsearten, Brombeeren, schwarze Johannisbeeren, Melonen, Zitronen, Passionsfrüchte.
Schwefel	Unentbehrlich für gesunde Haut, Nägel, Haare und wichtig für die Gehirnfunktion. Unterstützt den Leberstoffwechsel.	Brunnenkresse, Kohl, Knoblauch, Gurken, Zwiebeln, Radieschen, Trauben, Beeren, schwarze Johannisbeeren.
Zink	Wichtiges Antioxidans; unentbehrlich für Zellwachstum und -gesundheit, Wund-heilung sowie Leber- und Hormon-funktionen.	Brunnenkresse, Brokkoli, Algen, Himbeeren.

Die 20 besten Früchte

Früchte	Reich an	Spuren von	Positive Merkmale
Apfel	Betacarotin, Folsäure, Vitamin C, Kalzium, Magnesium, Phosphor, Kalium, Pektin.	Kupfer, Zink und den Vitaminen B_1, B_2, B_3, B_6 und E.	Ein süßer, köstlicher Saft, der sich mit fast allem vermischen lässt. Antioxiativ und reinigend (besonders für das Verdauungssystem). Stärkt die Abwehrkräfte.
Brombeere	Betacarotin, Vitamine C und E, Kalzium, Magnesium, Phosphor, Kalium, Natrium.	B-Vitaminen, Eisen, Kupfer.	Leckerer, dunkelroter Saft, der sich gut zum Mischen eignet. Stark antioxidativ, stärkt das Immunsystem.
Birne	Betacarotin, Folsäure, Vitamin C, Kalzium, Magnesium, Phosphor, Kalium, Pektin.	B-Vitaminen, Kupfer, Eisen, Mangan, Zink.	Ein süßer, leichter Saft, wirkt sehr antioxidativ, stärkt das Immunsystem, reinigt den Verdauungstrakt, senkt den Cholesterinspiegel, spendet Energie und wirkt entgiftend.
Schwarze Johannis- beere	Betacarotin, Vitamine C und E, Kalzium, Magnesium, Phosphor, Kalium.	B-Vitaminen, Kupfer, Eisen.	Ein Saft von kräftig-süßem Geschmack, wird am besten mit Apfel gemischt. Wirkt stark antioxidativ und entzündungshemmend; stärkt das Immunsystem.
Aprikose	Betacarotin, Folsäure, Kalzium, Magnesium, Eisen, Phosphor und den Vitaminen C, B_3 und B_5.	Kupfer und den Vitaminen B_1, B_2 und B_6.	Ebenfalls ein köstlich süßer Saft, der mit anderen vermischt werden sollte, da die weichen Früchte nur wenig Flüssigkeit hergeben. Antioxidativ und reinigend; stärkt das Immunsystem.
Papaya	Betacarotin, Vitamin C, Papain, Kalzium, Magnesium, Phosphor, Kalium, Flavonoiden.	B-Vitaminen, Eisen, Zink.	Exotisch-süßer, dicklicher Saft, der mit flüssigeren Säften vermischt werden sollte. Wirkt antioxidativ, stärkt das Immunsystem, spendet Energie, reinigt und beruhigt den Verdauungstrakt.
Trauben	Vitamine C und E, Kalzium, Magnesium, Phosphor, Kalium, Flavonoiden.	B-Vitaminen, Kupfer, Eisen, Zink.	Süßer, dickflüssiger Saft, stark antioxidativ, stärkt das Immunsystem und entgiftet Leber, Nieren und Verdauungsorgane. Gut für die Haut.
Kirsche	Betacarotin, Vitamin C, Folsäure, Kalzium, Magnesium, Phosphor, Kalium, Flavonoiden.	B-Vitaminen, Eisen, Zink.	Wunderbar süß – die Früchte sind aber nicht sehr ergiebig, daher sollte der Saft am besten verdünnt werden. Wirkt stark antioxidativ, stärkt das Immunsystem.
Kiwi	Betacarotin, Vitamin C, Folsäure, Kalzium, Magnesium, Phosphor, Kalium, Bioflavonoiden.	B-Vitaminen, Eisen.	Hellgrüner Saft, gut zum Mixen geeignet; wirkt stark antioxidativ und reinigend, kräftigt das Immunsystem und spendet Energie.
Mango	Betacarotin, Kalzium, Vitamin C, Magnesium, Kalium, Flavonoiden.	B-Vitaminen, Kupfer, Eisen, Zink.	Dickflüssiger, süßer Saft, wirkt antioxidativ, spendet Energie und stärkt das Immunsystem. Wichtig für den Eiweißabbau im Verdauungssystem.

zum Entsaften

Früchte	Reich an	Spuren von	Positive Merkmale
Melone	Betacarotin, Folsäure, Vitamin C, Kalzium, Chlor, Magnesium, Phosphor, Kalium.	B-Vitaminen, Vitamin E, Kupfer, Eisen, Zink.	Süß-aromatischer Saft. Wirkt antioxidativ, reinigend und harntreibend.
Pfirsich	Betacarotin, Folsäure, Vitamine B_3 und C, Flavonoiden, Kalzium, Magnesium, Phosphor, Kalium.	B-Vitaminen, Eisen, Zink.	Wunderbar süßer, dickflüssiger Saft. Wirkt antioxidativ, stärkt das Immunsystem und spendet Energie.
Orange	Betacarotin, Folsäure, Eisen, Kalzium, Kalium, Vitamine B_1, B_6 und C.	B-Vitaminen, Vitamin E, Zink.	Köstlicher Saft, ob pur oder in Mixgetränken. Stark antioxidativ, gut für das Immunsystem, reinigt Leber und Nieren.
Nektarine	Betacarotin, Vitamin C, Folsäure, Kalzium, Magnesium, Phosphor, Kalium.	B-Vitaminen, Eisen, Zink.	Süßer, dickflüssiger Saft, antioxidativ; guter Energiespender.
Wassermelone	Betacarotin, Folsäure, Vitamine B_5 und C, Kalzium, Magnesium, Phosphor, Kalium.	B-Vitaminen, Eisen, Zink.	Der hohe Wassergehalt der Melone bringt den Entsafter fast zum Überlaufen! Wirkt antioxidativ, entgiftend und harntreibend.
Banane	Betacarotin, Vitamine C Folsäure, Magnesium, Phosphor, Kalium.	Eisen, B-Vitaminen, Zink.	Obwohl eine Banane nur wenig Saft hergibt, lohnt es sich, sie wegen ihres Aromas in Mischgetränken zu verwenden. Der Saft ist dickflüssig und muss gut aufgerührt werden. Hervorragender Energiespender.
Ananas	Betacarotin, Folsäure, Vitamin C, Bromelin, Kalzium, Magnesium, Phosphor, Kalium.	B-Vitaminen, Eisen, Zink.	Dickflüssiger Saft mit einem wunderbaren Duftaroma. Wirkt antioxidativ, stärkt das Immunsystem, unterstützt die Eiweißverdauung, reinigt und schützt die Verdauungsorgane.
Pflaume	Betacarotin, Folsäure, Vitamine C und E, Kalzium, Magnesium, Phosphor, Kalium.	B-Vitaminen, Eisen.	Süßer, herrlich duftender Saft, wirkt antioxidativ, stärkt das Immunsystem und regt die Verdauung an.
Himbeere	Betacarotin, Biotin, Vitamin C, Kalzium, Chlor, Magnesium, Kalium, Phosphor, Eisen.	B-Vitaminen, Vitamin E, Kupfer.	Süß-aromatischer Saft, der sich am besten für Mixgetränke eignet, da die Beeren nur wenig Flüssigkeit hergeben. Wirkt antioxidativ, stärkt das Immunsystem, reinigt den Verdauungstrakt und wirkt entgiftend.
Erdbeere	Betacarotin, Folsäure, Biotin, Vitamine C und E, Kalzium, Chlor, Magnesium, Phosphor, Kalium.	B-Vitaminen, Eisen, Zink.	Auch diese Früchte geben nur wenig Saft her. Stärkt das Immunsystem und wirkt antioxidativ, reinigend und Energie spendend.

Die 20 besten Gemüse

Gemüse	Reich an	Spuren von	Positive Merkmale
Karotte	Betacarotin, Folsäure, Vitamin C, Kalzium, Magnesium, Kalium.	B-Vitaminen, Eisen, Zink.	Süßer, dicklicher Saft, wirkt enorm antioxidativ und entgiftend, unterstützt die Reparaturmechanismen im Körper. Besonders reinigend für Leber und Verdauungsorgane; wertvoller Energiespender, hilft gegen Haut- und Sehprobleme und Geschwüre; verbessert die Milch stillender Mütter.
Rote Bete	Betacarotin, Folsäure, Vitamine B_6 und C, Kalzium, Eisen, Kalium.	B-Vitaminen, Zink.	Süßer, kräftig roter Saft, wirkt reinigend, antioxidativ und kräftigt nachhaltig das Immunsystem. Unterstützt die Bildung roter Blutkörperchen. Hilft bei Anämie und Problemen in der Menstruation bzw. in den Wechseljahren; fördert Erinnerungsvermögen und Konzentrationsfähigkeit, unterstützt die Lymphdrüsen und stimuliert den Blutkreislauf.
Brokkoli	Betacarotin, Folsäure, Vitamin C, Eisen, Kalium, Natrium.	B-Vitaminen, Zink.	Schmeckt pur getrunken viel zu intensiv und wird am besten mit Karottensaft gemischt. Wirkt antioxidativ, spendet Energie.
Kohl	Betacarotin, Folsäure, Kalzium, Kalium, Vitamine C und E.	B-Vitaminen, Eisen, Zink.	Auch Kohlsaft ist zu bitter, um pur getrunken zu werden und schmeckt am besten mit einem süßeren Saft vermischt. Wirkt stark antioxidativ und reinigend und hilft bei Verstopfung, Hautproblemen und Geschwüren.
Tomate	Betacarotin, Biotin, Folsäure, Vitamine C und E, Chlor, Kalzium, Magnesium, Kalium, Natrium.	B-Vitaminen, Schwefel, Eisen, Zink.	Köstlicher Saft mit reinigender, antioxidativer Wirkung; stärkt das Immunsystem, spendet Energie und ist gut für die Haut.
Brunnen-kresse	Betacarotin, Vitamine C und E, Kalzium, Eisen, Magnesium, Natrium, Kalium.	B-Vitaminen, Kupfer, Zink.	Dieser scharf-bittere Saft gehört zu den stärksten Antioxidanzien und sollte mit einem milderen Saft vermischt werden. Wirkt ausgesprochen reinigend und stärkt das Immunsystem. Besonders hilfreich bei Anämie und niedrigem Blutdruck. Spendet Energie und schützt vor Krankheiten.
Stangen-sellerie	Folsäure, Vitamin C, Kalzium, Mangan, Kalium.	B-Vitaminen, Vitamin E.	Köstlich salziger Geschmack, mit dem sich mildere Gemüsesäfte gut aufpeppen lassen. Wirkt reinigend, kühlend (besonders an heißen Sommertagen) und beruhigend; fördert den Aufbau roter Blutzellen, senkt zu hohen Blutdruck und wirkt entwässernd.
Salat	Betacarotin, Vitamin C, Kalzium, Folsäure, Phosphor, Kalium, Natrium.	B-Vitaminen, Kupfer, Eisen, Magnesium, Zink.	Da die meisten Salate recht bitter schmecken, sollte man sie mit einem süßeren Saft vermischen. Salatsaft wirkt antioxidativ und stark entgiftend, ist gut für die Haut und sehr beruhigend.
Paprika	Betacarotin, Folsäure, Vitamin C, Kalzium, Kalium, Magnesium.	B-Vitaminen, Vitamin E, Eisen, Zink.	Die gelben und roten Paprikaschoten sind süßer als die grünen. Der Saft wirkt stark antioxidativ und entgiftend, stärkt das Immunsystem; fördert gesunde Haut, Nägel und Zähne. Guter Aufbautrank nach Krankheiten.

Gemüse	Reich an	Spuren von	Positive Merkmale
Spinat	Betacarotin, Vitamine B_3 und C, Folsäure, Kalzium, Eisen, Kalium.	—	Scharf schmeckender Saft, der nur in Misch-säften verwendet werden sollte und aufgrund seines hohen Gehaltes an Oxalsäure auch nur in Maßen. Wirkt enorm antioxidativ und stärkt das Immunsystem nachhaltig. Reinigt den ganzen Körper, insbesondere aber das Verdauungssystem. Gut für Zähne und Zahn-fleisch, wirkt Kopfweh und Anämie entgegen.
Weiße Rübe (Steckrübe, Kohlrübe)	Folsäure, Vitamin C, Kalzium, Magnesium, Phosphor, Kalium.	B-Vitaminen.	Schmeckt ebenfalls recht scharf (besonders Steckrübensaft); der hohe Kalziumgehalt ist gut für Zähne und Knochen. Wirkt antioxida-tiv und reinigend.
Gurke	Betacarotin, Folsäure, Vitamin C, Kalzium, Kalium, Silizium.	B-Vitaminen, Eisen, Zink.	Wegen ihres hohen Wassergehaltes eignen sich Gurken gut zum Verdünnen kräftiger schmeckender Säfte. Wirkt entschlackend und ist das beste harntreibende Mittel, das es gibt. Gut auch bei Rheumatismus und Bluthoch-druck und für Haut, Haare und Nägel.
Chicorée	Betacarotin, Folsäure, Eisen, Kalium.	—	Ähnlich wie Sellerie kann auch Chicoréesaft milderen Säften Pep geben. Wirkt antioxida-tiv, stärkt das Immunsystem.
Knollen-sellerie	Vitamin C, Kalzium, Magnesium, Phosphor, Kalium.	B-Vitaminen, Eisen.	Köstlicher, nussartiger Geschmack, gut zum Mixen geeignet; wirkt antioxidativ, stärkt Zähne und Knochen.
Zwie-bel	Folsäure, Vitamin C, Kalzium, Chlor, Magnesium, Phosphor, Kalium.	B-Vitaminen, Kupfer, Eisen, Zink.	Wen überrascht's – auch dieser Saft schmeckt ziemlich scharf und sollte nur spar-sam genossen werden. Wirkt antioxidativ und entgiftend, stärkt das Immunsystem und hilft sehr gut bei Beschwerden der Atemorgane.
Fenchel	Vitamin C, Kalzium, Kalium.	Vitamin B_6.	Der starke anisähnliche Geschmack kann mildere Säfte schmackhafter machen. Wirkt sehr reinigend, besonders für die Leber und das Verdauungssystem. Harntreibend.
Pasti-nake	B-Vitamine, Kalzium, Folsäure, Magnesium, Phosphor, Kalium, Schwefel, Vitamine C und E.	Kupfer, Eisen, Zink.	Süßlicher Saft, der sich gut zum Mixen mit anderen Wurzelgemüsesäften eignet. Stärkender Energiespender und besonders heilkräftig bei Bronchial- und Atembe-schwerden – und bei brüchigen Nägeln.
Knob-lauch	Folsäure, Vitamin C, Kalzium, Eisen, Kalium.	B-Vitaminen, Zink.	Von diesem Saft genügen bereits kleinste Mengen – aus naheliegenden Gründen. Er ist enorm antioxidativ, stärkt das Immun-system, verringert das Herzinfarktrisiko, kur-belt den Kreislauf an, wirkt desinfizierend und tötet Parasiten im Magen-Darm-Trakt ab.
Süßkartoffel (Batate)	Betacarotin, Folsäure, Vitamine C und E, Kalzium, Chlor, Mag-nesium, Phosphor, Kalium.	B-Vitaminen, Natrium, Schwefel, Eisen.	Schmeckt besser und ist nährstoffreicher als Kartoffelsaft. Wirkt antioxidativ, schützt die Zellen und stärkt das Immunsystem.
Radies-chen	Folsäure, Vitamine C, Kalzium, Chlor, Magne-sium, Phosphor, Kalium.	B-Vitaminen, Natrium, Schwefel, Zink.	Schmeckt beißend-scharf und sollte daher anderen Säften in kleinen Mengen beigemischt werden. Wirkt antioxidativ und entgiftend, spendet viel Energie und ist aufgrund seiner Schleim lösenden Eigenschaften besonders heilsam bei Infektionen der Atemwege.

Andere
Früchte und Gemüse

Früchte	Reich an	Spuren von	Positive Merkmale
Heidelbeere (Blaubeere, Bickbeere)	Betacarotin, Vitamin C, Folsäure.	Eisen, Kalzium, Kalium.	Dunkelfarbiger, dickflüssiger Saft, der am besten verdünnt genossen wird. Wirkt enorm antioxidativ und stärkt das Immunsystem nachhaltig.
Preiselbeere (Cranberries)	Betacarotin, Vitamin C, Folsäure, Kalzium, Magnesium, Phosphor, Kalium.	B-Vitaminen, Kupfer, Eisen.	Schmeckt alles andere als süß und sollte daher mit einem süßen Saft vermischt werden, dem er eine interessante Note verleiht. Wirkt antioxidativ, stärkt das Immunsystem; hilft bei Blasenentzündung und Infektionen der Harnorgane.
Feige	Betacarotin, Vitamin C, Folsäure, Kalzium, Eisen, Kalium.	—	Delikater Geschmack, lässt sich gut mit anderen Säften mischen. Wirkt antioxidativ und stärkt die Abwehrkräfte; reinigt das Verdauungssystem.
Stachelbeere	Betacarotin, Vitamin C, Kalzium, Schwefel, Magnesium, Phosphor, Kalium.	B-Vitaminen, Vitamin E, Eisen, Zink.	Sollte mit einem süßeren Saft gemischt werden. Wirkt antioxidativ und stärkt das Immunsystem.
Grapefruit	Betacarotin, Vitamin C, Folsäure, Magnesium, Phosphor, Kalium, Bioflavonoiden.	B-Vitaminen, Vitamin E, Eisen, Kupfer, Mangan, Zink.	Auch Grapefruitsaft sollte mit einem süßeren Saft gemischt werden. Stärkt enorm das Immunsystem, wirkt sehr reinigend und reduziert den Cholesterinspiegel.
Guave	Betacarotin, Vitamin C, Kalzium, Magnesium, Phosphor, Kalium.	B-Vitaminen, Eisen, Zink.	Köstlicher, dickflüssiger Saft, der am besten mit anderen Säften gemischt wird. Wirkt antioxidativ und reinigend.
Zitrone	Betacarotin, Vitamin C, Kalzium, Magnesium, Phosphor, Kalium, Bioflavonoiden.	B-Vitaminen, Eisen.	Extrem bitter schmeckender Saft, der süßeren Mischungen mehr Würze verleiht. Sehr gut zur Infektionsabwehr; wirkt sehr reinigend, besonders für Leber und Nieren.
Limone	Betacarotin, Vitamin C, Bioflavonoiden, Folsäure, Kalzium, Phosphor, Kalium.	B-Vitaminen, Eisen, Zink.	Ähnlich wie Zitronensaft. Wirkt antioxidativ und stärkt das Immunsystem.
Passionsfrucht (Maracuja)	Betacarotin, Kalzium, Vitamine B_3 und C, Magnesium, Phosphor, Kalium.	B-Vitaminen, Eisen.	Süßer Saft, der sich gut zum Mischen eignet. Wirkt antioxidativ und sehr reinigend im Verdauungstrakt.
Tangerine (Kreuzung aus Mandarine und Orange)	Betacarotin, Kalzium, Folsäure, Vitamin C, Magnesium, Phosphor, Kalium.	B-Vitaminen, Eisen.	Schmeckt etwas süßer als Orangensaft. Wirkt antioxidativ und stärkt das Immunsystem; reinigend.

Gemüse	Reich an	Spuren von	Positive Merkmale
Alfalfa	Betacarotin, Kalzium, Magnesium, Phosphor, Kalium, Silizium, Vitamin-B-Komplex, Vitaminen C und E.	—	Alfalfa-Saft ist nicht besonders schmackhaft und sollte daher versüßt werden, z.B. mit Karottensaft. Wirkt stark antioxidativ und stimuliert das Immunsystem.
Sojabohnensprossen	B-Vitaminen.	—	Sollte ebenfalls mit einem süßer schmeckenden Saft verdünnt werden. Seine antioxidativen und reinigenden Eigenschaften sind der Mühe allerdings wert.
Rosenkohl	Betacarotin, Kalzium, Folsäure, Vitamin C, Magnesium, Kalium.	B-Vitaminen, Zink, Eisen.	Schmeckt sehr intensiv und sollte mit einem anderen Saft, z.B. Karottensaft, gemischt werden. Gute antioxidative Eigenschaften.
Blumenkohl	Betacarotin, Kalzium, Folsäure, Vitamin C, Magnesium, Phosphor, Kalium.	B-Vitaminen, Eisen, Zink.	Schmeckt am besten vermischt mit anderen Säften. Wirkt antioxidativ und reinigend.
Grünkohl	Betacarotin, Kalzium, Eisen, Folsäure, Schwefel, Kalium, Phosphor, Natrium, und den Vitaminen B_3 und C.	Vitamin B_1 und B_2.	Wie alle Säfte von Grüngemüsen schmeckt auch Kohlsaft pur viel zu intensiv und ist nur in Verdünnung mit einem milderen Saft genießbar. Wirkt antioxidativ und reinigend, stärkt das Immunsystem.
Lauch	Betacarotin, Vitamin C, Folsäure, Biotin, Kalzium, Chlor, Magnesium, Phosphor, Kalium.	B-Vitaminen, Vitamin E, Eisen, Zink.	Zwiebelartiger Geschmack (aber weniger intensiv als Zwiebelsaft selbst); antioxidativer, immunstimulierender Energiespender. Gut bei Arthritis und anderen entzündlichen Erkrankungen; beruhigt das Nervensystem.
Kartoffel	Vitamin C, Folsäure, Kalzium, Chlor, Kalium, Schwefel, Phosphor.	B-Vitaminen, Eisen, Zink.	Nur in kleinen Mengen und mit anderen Säften vermischt trinken. Stark reinigend und sehr gut für Haut und Nervensystem.
Algen	Betacarotin, Vitamin B_{12}, Kalzium, Jod, Eisen, Magnesium, Kalium, Zink.	—	Schmeckt salzig und steckt voller Mineralien. Stark entgiftender Energiespender.

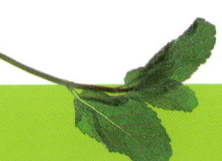

Kräuter + Gewürze

Kräuter/Gewürz	Reich an	Positive Merkmale
Schnittlauch	Betacarotin, Vitamin C, Kalzium, Eisen, Zink.	Scharfer Geschmack, mit dem sich andere Säfte gut „aufpeppen" lassen. Besitzt viele der guten Eigenschaften von Zwiebelsaft, ist diesem an Wirksamkeit allerdings etwas unterlegen.
Ingwer	Betacarotin, Vitamin C, Kalzium, Eisen, Zink und einzigartigen, den Kreislauf anregenden Öle.	Dieses wunderbare Gewürz hat wärmende Eigenschaften und regt den Kreislauf an; zudem wirkt es lindernd bei Schmerzen, Übelkeit, Verdauungsbeschwerden, Erkältungen und Halsweh.
Pfefferminze	Betacarotin, Vitamin C, Kalzium, Eisen.	Erfrischender Geschmack; regt das Verdauungssystem an und wirkt reinigend und entgiftend.
Petersilie	Betacarotin, Vitamin C, Folsäure, Kalzium, Eisen, Zink, Kalium.	Wirkt antioxidativ, reinigend und beruhigend; förderlich für das Verdauungs- und Nervensystem; harntreibend und daher auch gut bei Blasen- und Nierenbeschwerden.

Wenn Sie nun davon überzeugt sind,

dass sich frisch gepresste Frucht- und Ge-

müsesäfte positiv auf Ihre Gesundheit auswirken

können, besteht der nächste Schritt darin, sie bewusst

in Ihren Tagesablauf einzuplanen. Entsaften ist ein Kin-

derspiel und die Anschaffung eines geeigneten Gerätes war

nie einfacher als heute. Die meisten Kaufhäuser bieten Entsaf-

ter in allen Preislagen an – von einfachen Modellen bis zu teu-

Säfte zum täglichen Genuss

ren Supergeräten. In diesem Buch-Abschnitt finden Sie alle Infor-

mationen über die gängigsten Entsaftungsmaschinen, vor allem

aber erfahren Sie, was man alles entsaften kann. Einige der

vorgestellten Früchte und Gemüse werden Sie überraschen,

aber wenn Sie sie erst einmal ausprobiert haben, werden

Sie begeistert sein! Wir zeigen Ihnen, wie die Zutaten

zum Entsaften vorbereitet werden – und verraten

Ihnen, wie Sie fruchtiges Eis am Stiel für

Ihre Kinder herstellen können!

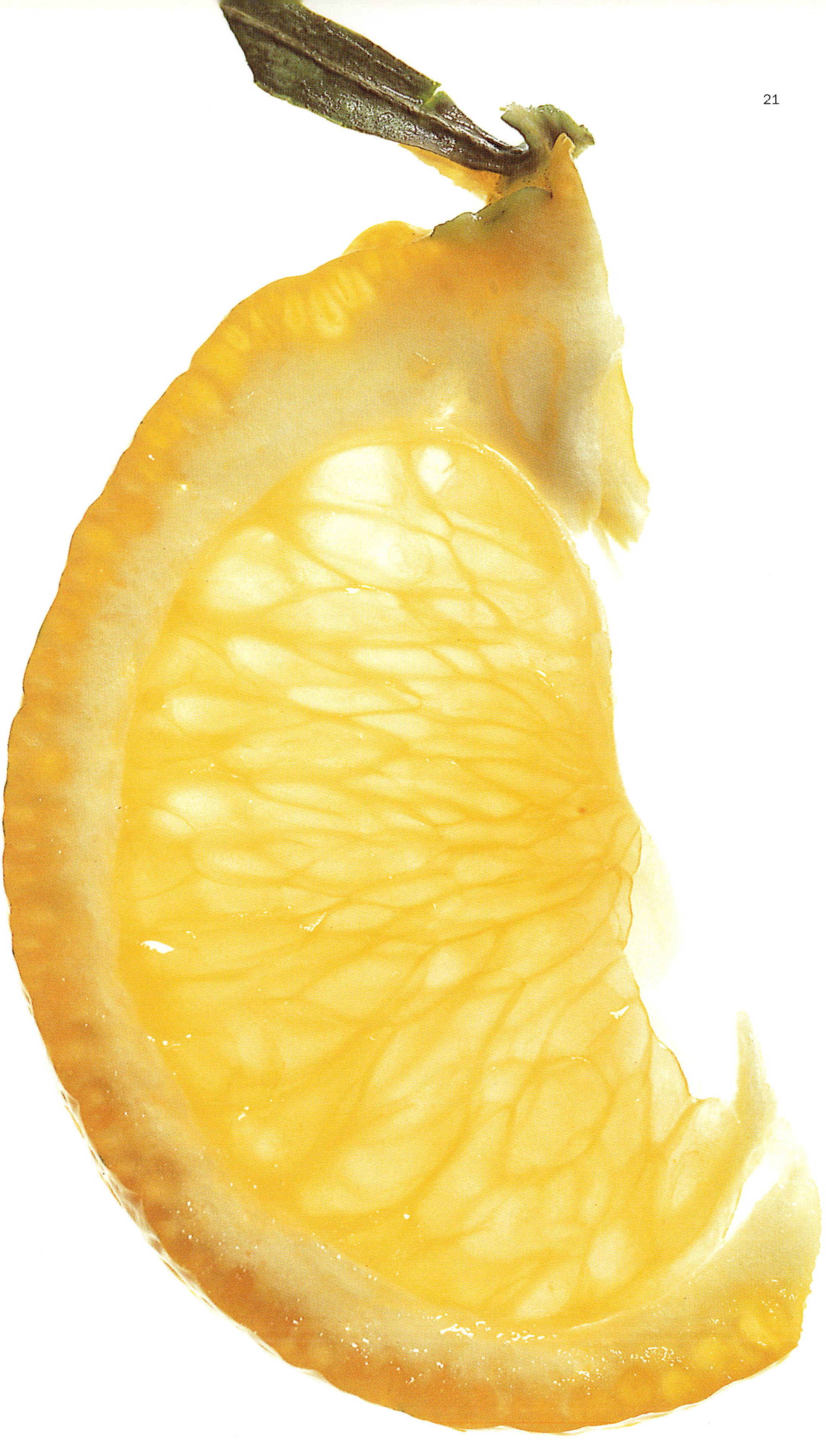

Säfte aus der
eigenen Küche

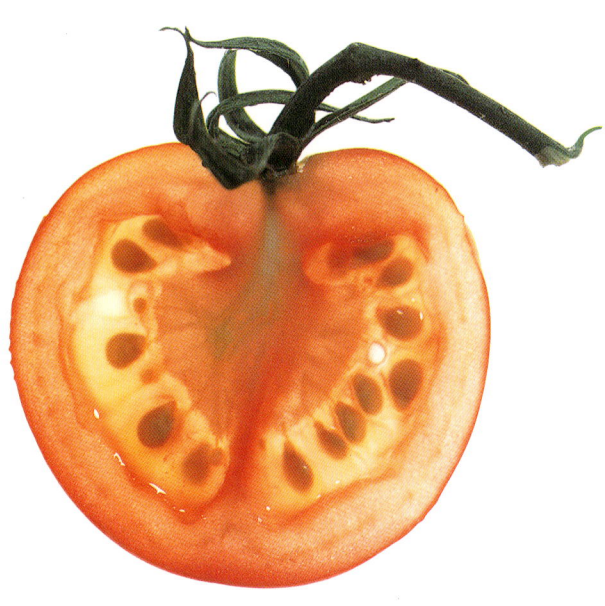

Frisch gepresste Säfte haben nur wenig oder eigentlich gar nichts mit den Säften zu tun, die Sie im Supermarkt kaufen können – das betrifft sowohl Aussehen, als auch Geschmack und Nährwert. Ein fertig abgefüllter Saft aus dem Ladenregal besteht in der Regel aus Konzentraten und enthält alle möglichen unerwünschten Zusatzstoffe wie Zucker und Konservierungsmittel. Sollten Sie doch einmal zu einem solchen Saft greifen, achten Sie immer darauf, dass auf der Flasche oder dem Karton die Bezeichnung „100 % reiner, frischer Saft" steht, und meiden Sie Säfte, die eine lange Haltbarkeit versprechen. Lassen Sie sich nicht durch exotisch aufgemachte Saftdrinks in die Irre führen – diese enthalten nur einen kleinen Anteil Fruchtsaft und bestehen hauptsächlich aus Wasser und Zucker.

Einige löbliche Ausnahmen bilden hier frisch gepresste Säfte – meistens aus Orangen, Äpfeln oder Karotten – aber am wertvollsten ist ein Saft nun einmal sofort nach dem Auspressen, denn bereits kurz danach beginnen die darin enthaltenen Nährstoffe an Wirkung zu verlieren. Gesundheitlich am vorteilhaftesten sind daher Säfte, die Sie selbst zubereiten und gleich trinken.

Wer den ganzen Tag unterwegs ist, kann sich auch an einer Saftbar versorgen. Diese halten auch in unseren Städten immer mehr Einzug und bieten köstliche Saft-Kreationen. Schauen Sie sich vor dem Kauf gut an, welche Inhaltsstoffe verwendet werden – manche Saftbars verwenden Milchprodukte zur Herstellung von Smoothies, das sind prickelnd-frische Powerdrinks aus cremig pürierten Früchten oder Gemüsen. Oder sie geben Nüsse zu, die problematisch sind, wenn Sie darauf allergisch reagieren, oder auch Kokosmilch, die sehr kalorienreich ist. Saftbars bieten auch jede Menge Anregung, was sich eigentlich so alles „versaften" lässt – hier stoßen Sie bestimmt auf die eine oder andere Zutat, die Sie zur Herstellung eigener Säfte inspirieren könnte.

Nichts übertrifft jedoch einen eigenhändig ausgepressten Saft. Er schmeckt wunderbar und enthält mehr wertvolle Nährstoffe als jeder gekaufte Saft. Machen Sie sich aber darauf gefasst, dass er auch anders aussieht. Sie werden überrascht sein, wie klar oder trübe er aus dem Entsafter kommt, ja, dass er fast breiig sein kann und sich oben gelegentlich Schaum absetzt. Keine Angst – so und nicht anders muss selbst gemachter Saft aussehen. Rühren Sie ihn einfach ein paarmal um (aber nicht abseihen!) und genießen Sie ihn!

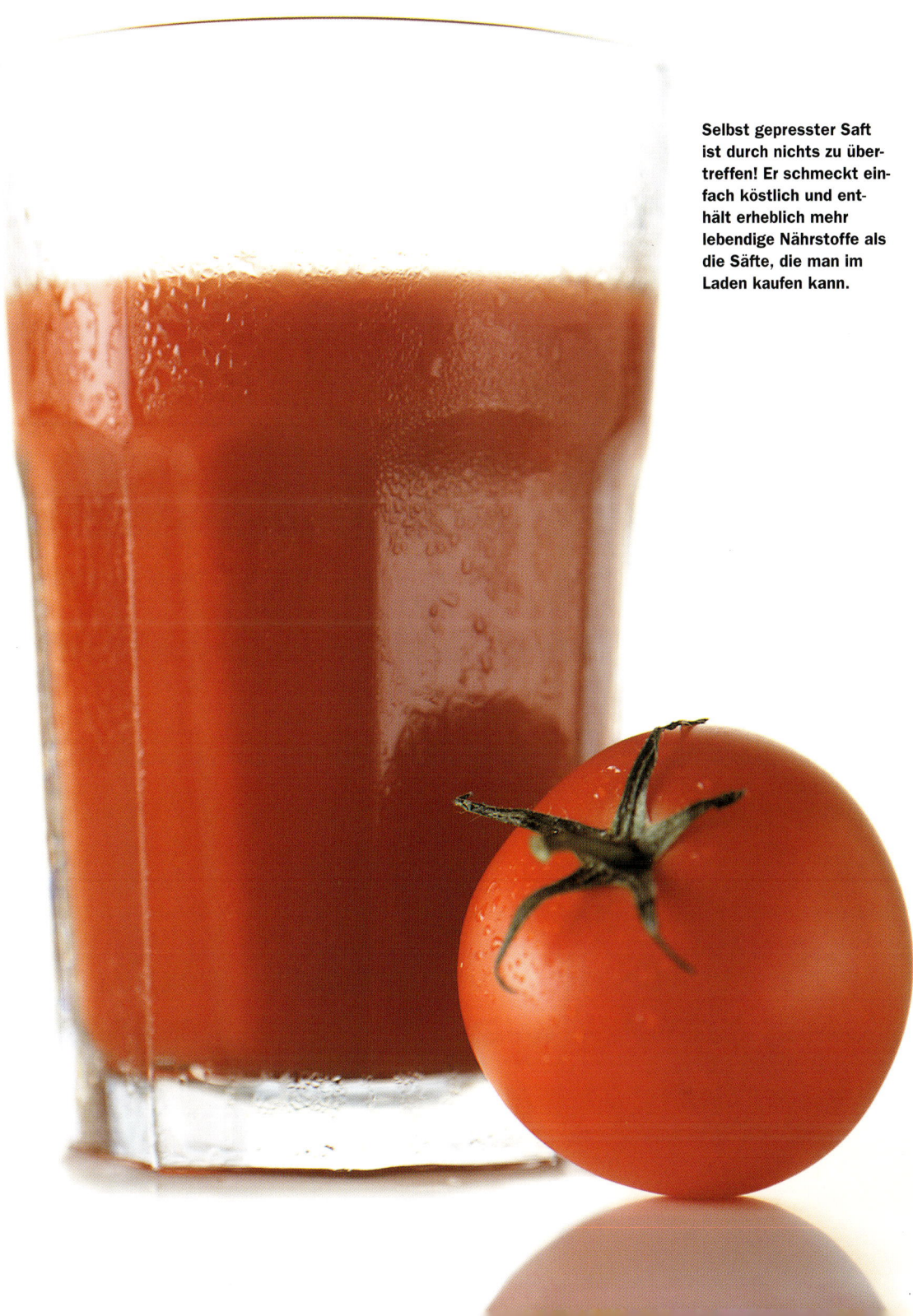

Selbst gepresster Saft
ist durch nichts zu über-
treffen! Er schmeckt ein-
fach köstlich und ent-
hält erheblich mehr
lebendige Nährstoffe als
die Säfte, die man im
Laden kaufen kann.

Säfte
im Laufe des Tages

Wenn Sie täglich frisch gepresste Säfte trinken, wird Ihre Gesundheit davon langfristig sehr profitieren – allerdings könnten die ersten Auswirkungen anders ausfallen, als Sie vielleicht erwartet haben. Dies liegt zum Teil daran, dass die Säfte durch ihre reinigende Wirkung den Körper so nachhaltig entschlacken, dass Sie vielleicht häufiger auf die Toilette gehen werden als gewohnt.

Einige Säfte schwemmen angesammelte Giftstoffe aus der Leber oder spülen die Nieren kräftig durch, wodurch deren Funktion verbessert wird. Diese Prozesse können anfangs manchmal zu Kopfweh oder Ausschlägen führen. Aber machen Sie sich deswegen keine Sorgen. Diese Probleme legen sich sehr rasch wieder, während Ihr Körper gereinigt wird und sich an die frischen Säfte gewöhnt, werden die Nebenwirkungen verschwinden.

Es empfiehlt sich daher, anfangs nur zwei Glas Saft pro Tag zu trinken – im Idealfall das eine gleich morgens zum Frühstück und das andere zur Mittagszeit. Falls es mittags zeitlich nicht passt, können Sie den zweiten Saft auch am frühen Abend zu sich nehmen. Allerdings sollten Sie dann darauf achten, dass die Zutaten keine allzu stimulierende Wirkung haben, damit Sie danach gut schlafen können. Sobald Ihr Körper zwei Glas Saft pro Tag gut verträgt, können Sie auf drei Glas aufstocken. Treten jedoch unerwünschte Nebenwirkungen auf, geben Sie Ihrem Körper noch etwas mehr Zeit, sich an die Säfte zu gewöhnen, bevor Sie die Trinkmenge steigern.

Viele Menschen vertragen pro Tag problemlos sechs oder gar acht Glas – besonders während einer gezielten Entgiftungskur (Seite 100–123). Aber schon mit zwei oder drei großen Gläsern frisch gepresstem Saft täglich tun Sie sehr viel für Ihre Gesundheit.

Jeder der in diesem Buch beschriebenen Säfte entfaltet eine ganz bestimmte Wirkung, viele können gezielt in ein Heilungsprogramm einbezogen werden.

Wenn Sie jedoch in erster Linie Ihr Immunsystem stärken und Ihrer Gesundheit ganz allgemein etwas Gutes tun wollen, sollten Sie möglichst viele verschiedene Säfte trinken. Allerdings ist dabei auf ein ausgewogenes Verhältnis zwischen Frucht- und Gemüsesäften zu achten.

Fruchtsäfte schmecken lecker, enthalten aber sehr viel natürlichen Fruchtzucker (Fructose), der den Körper belasten kann. Daher sollten Frucht- und Gemüsesäfte abwechselnd getrunken werden.

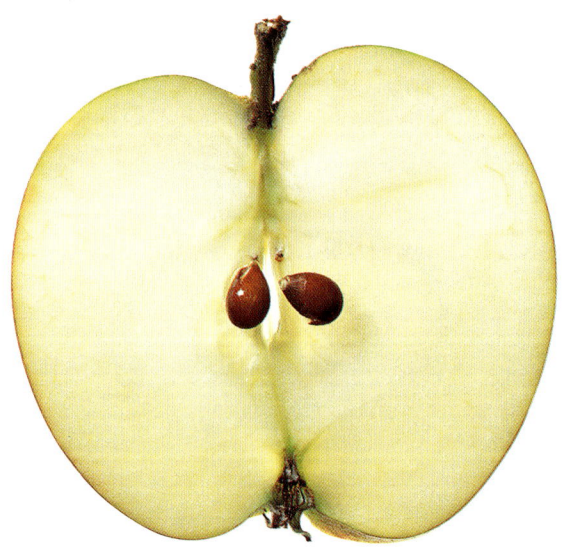

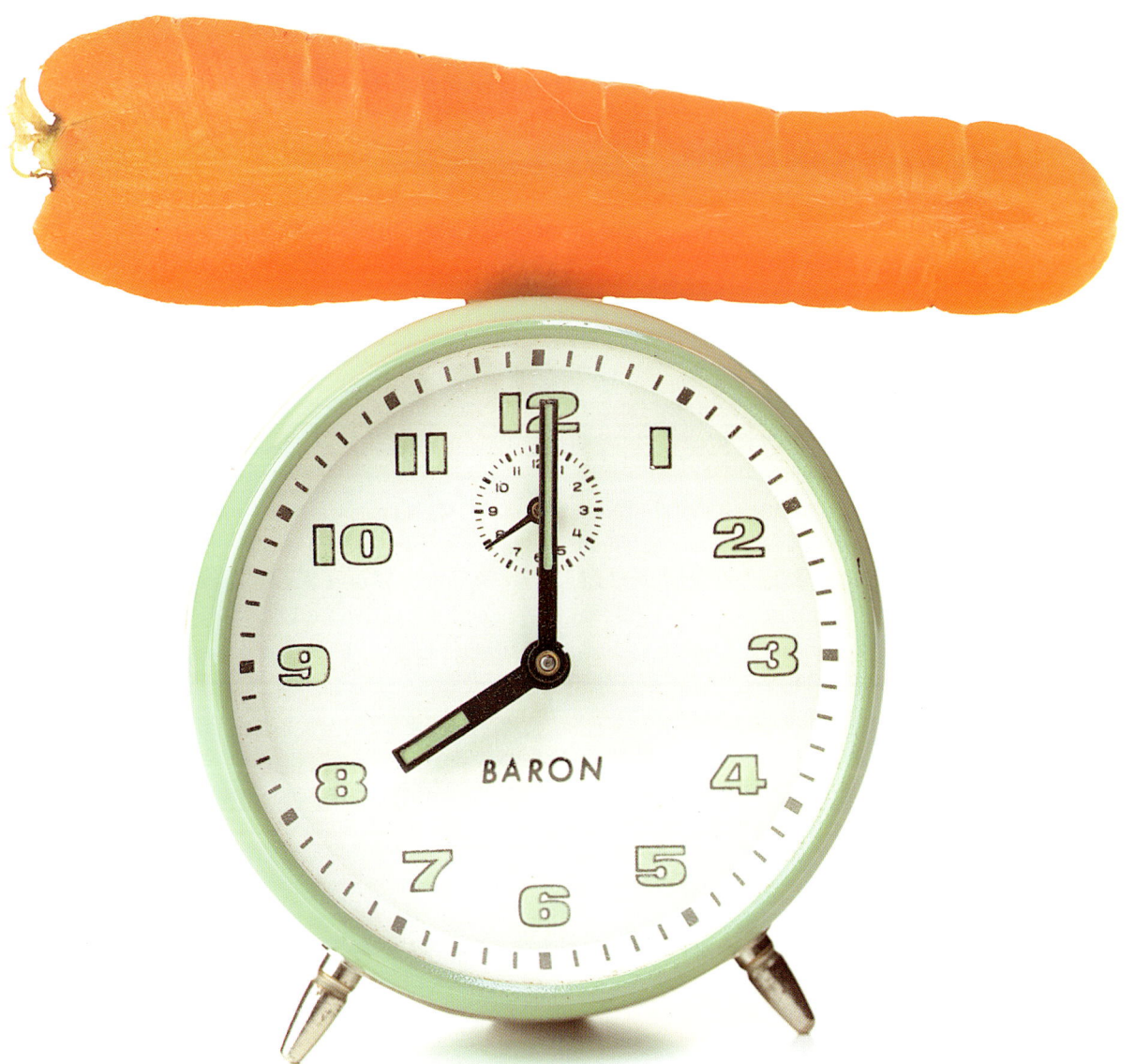

**Wenn Sie pro Tag drei frisch gepresste Säfte trinken,
halten Sie sich an dieses Schema:**

Frühstück	■ Ein idealer Start in den Tag ist ein Saft aus Früchten – besonders, wenn er Apfel enthält. Er reinigt den Körper und liefert Energie für den bevorstehenden Tag.
Mittag-essen	■ In der Tagesmitte, wenn der Energiepegel etwas absinkt, kann ein süßer Gemüse-saft neue Kräfte wecken. Ein Saft mit Karotte oder roter Bete als Basis kann Körper und Geist wieder mobilisieren.
Abends	■ Ein Saft aus dunkelgrünen Gemüsen wirkt ebenso heilend wie beruhigend. Viele grüne Gemüsearten wirken blutreinigend und wohltuend für den Körper.

Was man entsaftet –
was man zugibt

Wenn Sie im Besitz eines Entsafters sind und damit schon etwas experimentiert haben, werden Sie sich bald die Frage stellen, was man eigentlich nicht entsaften kann! An der Safttheke im Supermarkt ist die Auswahl oft nicht sehr groß – meist findet man dort nur Orangen-, Grapefruit-, Apfel-, Tomaten- und gelegentlich Karottensaft. Und die haben in Aussehen und Konsistenz nur wenig mit frischen, selbst gemachten Säften gemein. Selbst so genannte „frisch gepresste" Säfte stehen oft schon ein oder zwei Tage herum und haben dann bereits einen Großteil ihrer Nährstoffe verloren.

Die meisten Früchte und Gemüse lassen sich zu Saft verarbeiten – auch wenn man das bei einigen auf den ersten Blick nicht wirklich vermutet. Selbst harte Wurzelgemüse, in denen kaum ein Tropfen Flüssigkeit zu stecken scheint, sind oft erstaunlich ergiebig.

Mit frischen Kräutern und Gewürzen lassen sich alle Mischsäfte aufwerten und geschmacklich variieren. So verleiht zum Beispiel frischer Ingwer vielen Drinks – besonders Apfel – eine pikante frische Note. Außerdem ist er für seine stimulierenden und wärmenden Eigenschaften weithin bekannt.

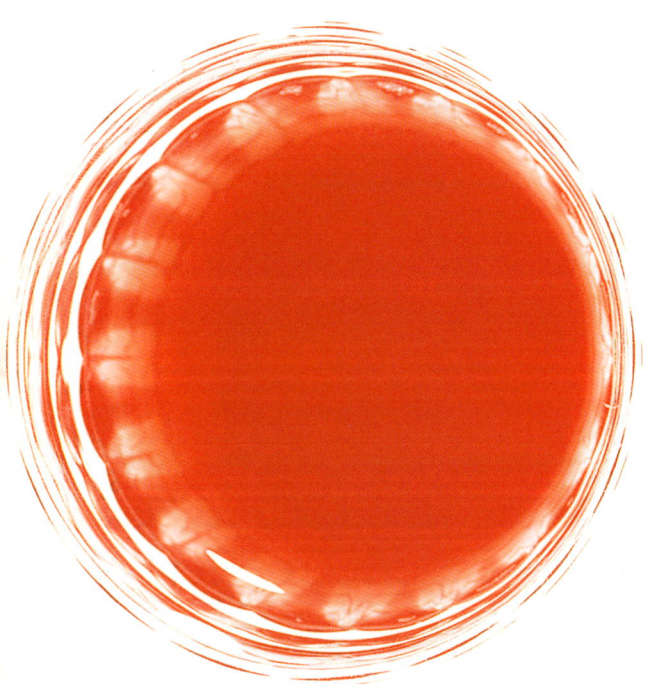
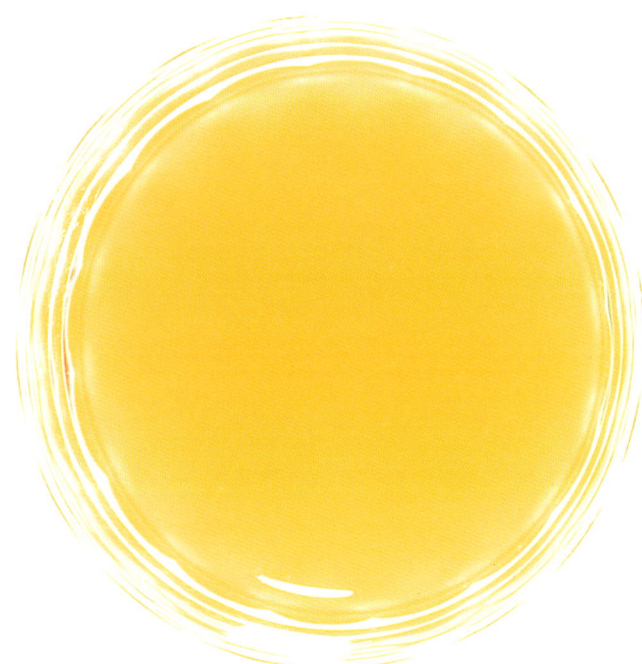

EIN PAAR GOLDENE REGELN FÜRS ENTSAFTEN

1 Gemüse und Früchte möglichst getrennt entsaften und nicht untereinander mischen – eine Ausnahme bilden hier Karotten und Äpfel, die sich kreuz und quer mit allem vertragen.

2 Je dunkelfarbiger der Saft, desto mehr muss er verdünnt werden. Trinken Sie intensive Säfte, die einen sehr kräftigen Geschmack haben (zum Beispiel Brunnenkresse) niemals pur, sondern vermischen Sie sie mit anderen Säften wie Karotte oder Gurke. Für Kinder sollten Säfte stets mit Wasser verdünnt werden (siehe Seite 85).

3 Versuchen Sie möglichst Produkte aus ökologisch kontrolliertem Anbau zu kaufen, denn ökologisch erzeugtes Obst und Gemüse können Sie unbesorgt nicht nur mitsamt der Blätter, sondern buchstäblich mit Stumpf und Stiel verwenden.

4 Soweit möglich, sollten Sie die Schale von Früchten und Gemüsen nur abreiben, aber nicht schälen.

5 Trinken Sie möglichst unterschiedliche Säfte, um die ganze Palette der Früchte und Gemüse auszunutzen. Auf Seite 24 finden Sie Hinweise, zu welchen Tageszeiten Sie am besten Ihren Obst- oder Gemüsesaft zu sich nehmen.

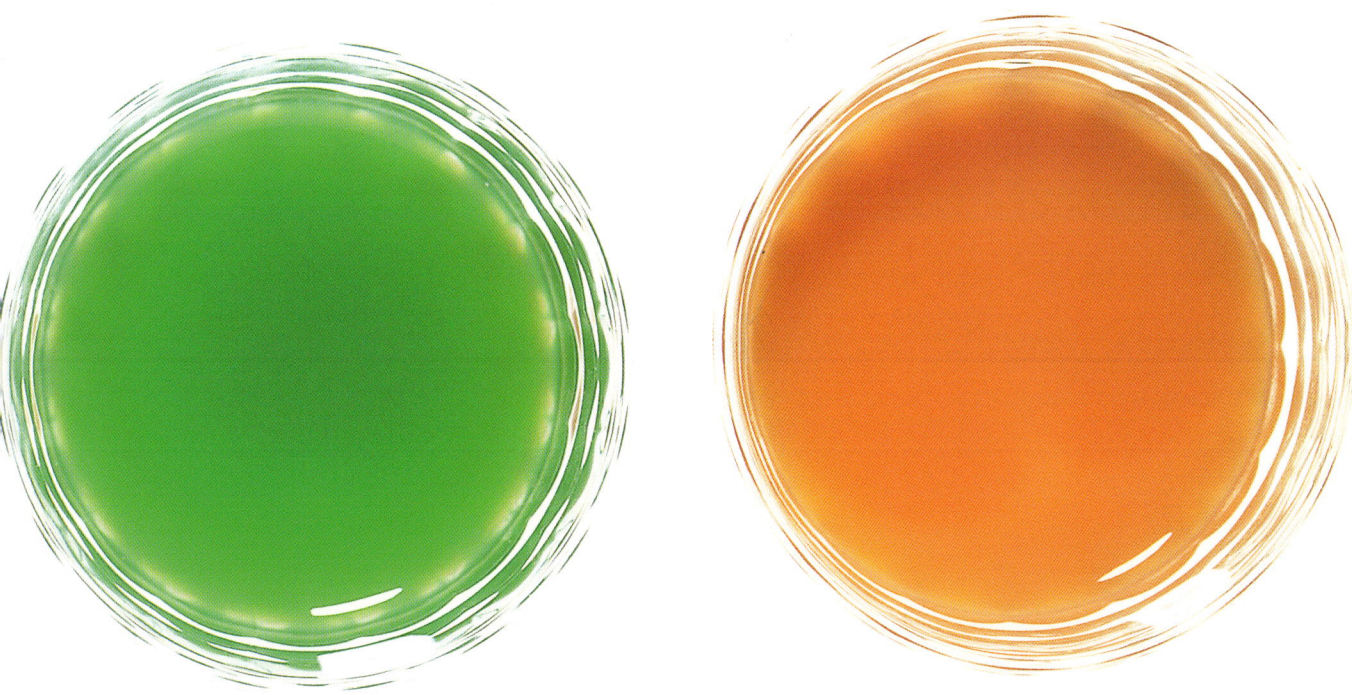

Nur vom **Besten**

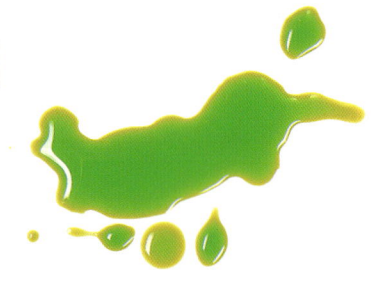

Wenn Sie auf dem Markt Obst und Gemüse zum Entsaften einkaufen, beherzigen Sie folgende simple Regel: Kaufen Sie nur absolut einwandfreie Ware. Lassen Sie sich nicht dazu verleiten, Produkte zu kaufen, die ihre beste Zeit offensichtlich bereits hinter sich haben – etwa mit dem Hintergedanken, dass sie ja „nur zum Entsaften" sind und nicht appetitlich auf einem Teller präsentiert werden müssen. Je besser der Zustand des Rohmaterials für Säfte, desto höher ihr Nährwert – ganz abgesehen vom Geschmack.

Im Allgemeinen empfiehlt es sich, Obst- und Gemüsearten zu verwenden, die gerade Saison haben. So können Sie sicher sein, dass ihre Reifung nicht künstlich beschleunigt wurde, was meistens mit übermäßiger Düngung und unnatürlichen Wachstumsbedingungen verbunden ist. Ähnliches gilt für die „Baby"-Varianten einiger Gemüsesorten, etwa beim Baby-Mais. Wenn Sie eher im Norden bzw. in einer kühlen Klimazone leben, gibt es natürlich für einige Früchte (etwa Bananen oder Mangos) in Ihrer Gegend niemals Saison, da diese dort gar nicht gedei-

hen. Solche Produkte haben einen langen Weg, meist bei künstlicher Kühlung, hinter sich – oder wurden in ihren Ursprungsländern bereits lange vor der Reifung geerntet, um die weite Reise zu überstehen. Da die meisten tropischen Früchte jedoch ein besonders köstliches Aroma haben, wäre es schade, ganz auf sie zu verzichten. Wählen Sie in jedem Fall sorgfältig aus und wählen Sie nur solche, die nicht zu hart und nicht zu blässlich wirken.

Als Faustregel gilt, dass Früchte reif, aber nicht überreif sein sollten. Voll gereifte Früchte sind ernährungsphysiologisch besonders wertvoll, liefern am meisten Saft und sind besser verdaulich. Bei der Auswahl von Gemüsen sollten Sie darauf achten, dass möglichst noch alles dran ist – auch Außenblätter, Strünke und Wurzeln lassen sich nämlich entsaften und ent-

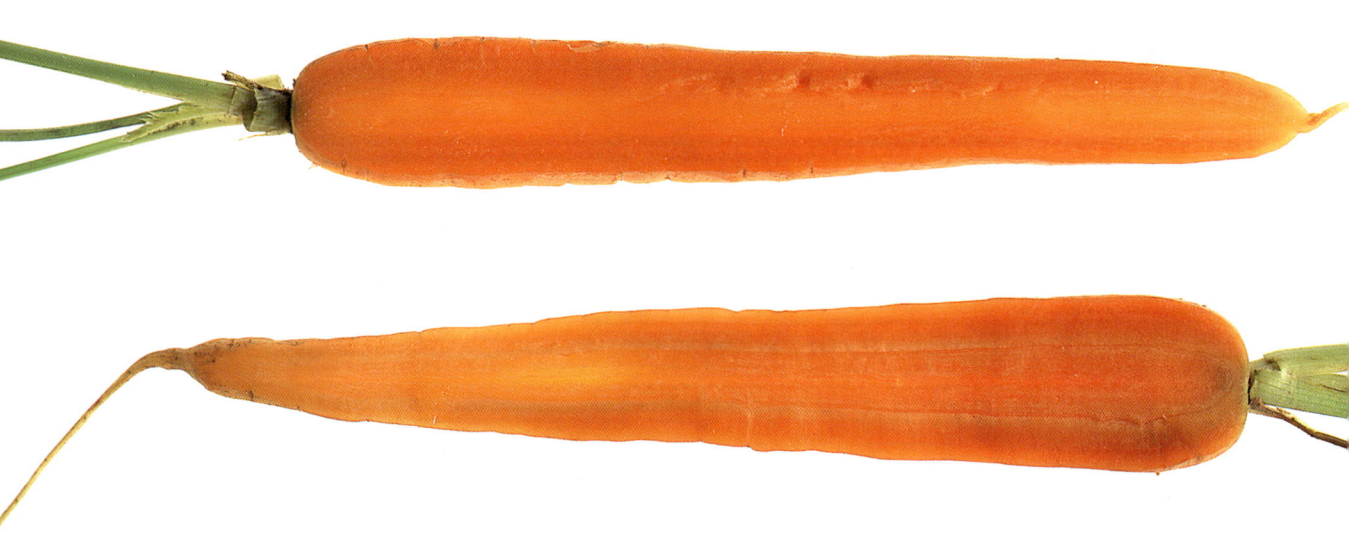

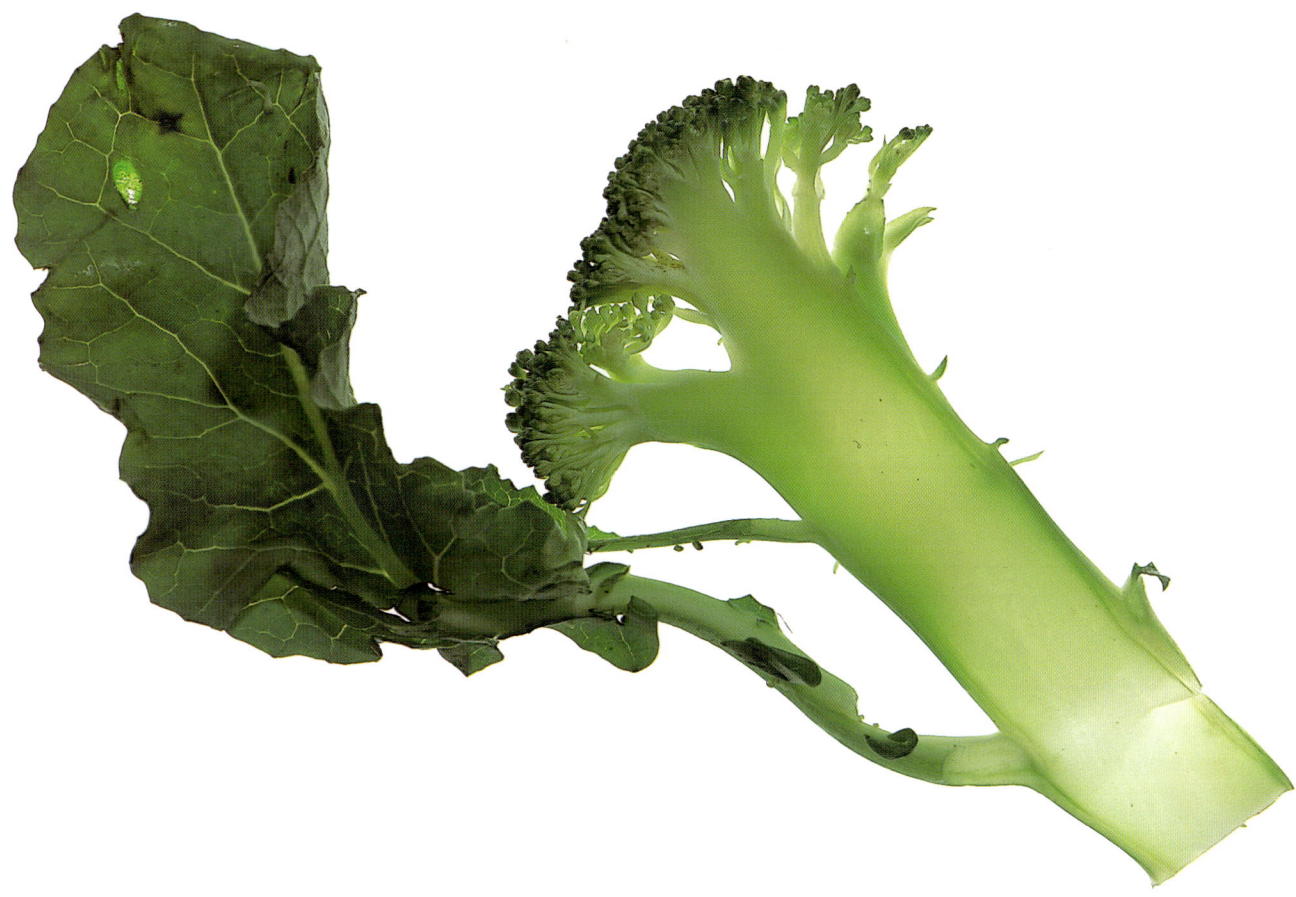

halten manchmal sogar ganz besonders viele Nährstoffe. Hierzu eignen sich natürlich nur Öko-Produkte (siehe Seite 30–31).

Verwenden Sie die frischesten Produkte, die Sie finden können oder bauen Sie Ihre eigenen an, wenn Sie einen Garten besitzen. Das ist natürlich der Idealfall, da Sie sie dann sofort nach dem Ernten entsaften können und kaum Nährstoffverluste auftreten. Oft kann man Produkte auch „frisch vom Bauernhof" beziehen und sich auf diese Weise mit wirklich frisch geerntetem Obst und Gemüse versorgen. Auf manchen Höfen können Sie sogar eigenhändig ernten und dabei noch Geld sparen.

In immer mehr Städten können Sie sich Produkte aus ökologisch-kontrolliertem Anbau auch direkt ins Haus liefern lassen. Wer sich dabei für eine gemischte Obst- und Gemüsekiste ent-

scheidet, kann sich Woche für Woche überraschen lassen, was drin ist – der Inhalt hängt immer davon ab, was gerade besonders günstig ist und Saison hat.

ZUM ENTSAFTEN UNGEEIGNET

Einige Produkte lassen sich beim besten Willen nicht entsaften, der Saft lässt sich einfach nicht vom Fruchtfleisch trennen, sodass sich im Auffangbehälter entweder nur verschwindend wenig Saft oder nur ein matschiger Brei befindet. Bei einigen Früchten (z.B. Papaya und Banane) lohnt sich das jedoch trotzdem – weil ihr Aroma unübertroffen köstlich ist. Sie müssen diese Säfte beim Trinken dann aber ab und zu kräftig verrühren. Bei anderen Produkten lohnt sich der Aufwand aber nicht – Avocados zum Beispiel sollte man einfach essen.

Warum **Öko-Produkte?**

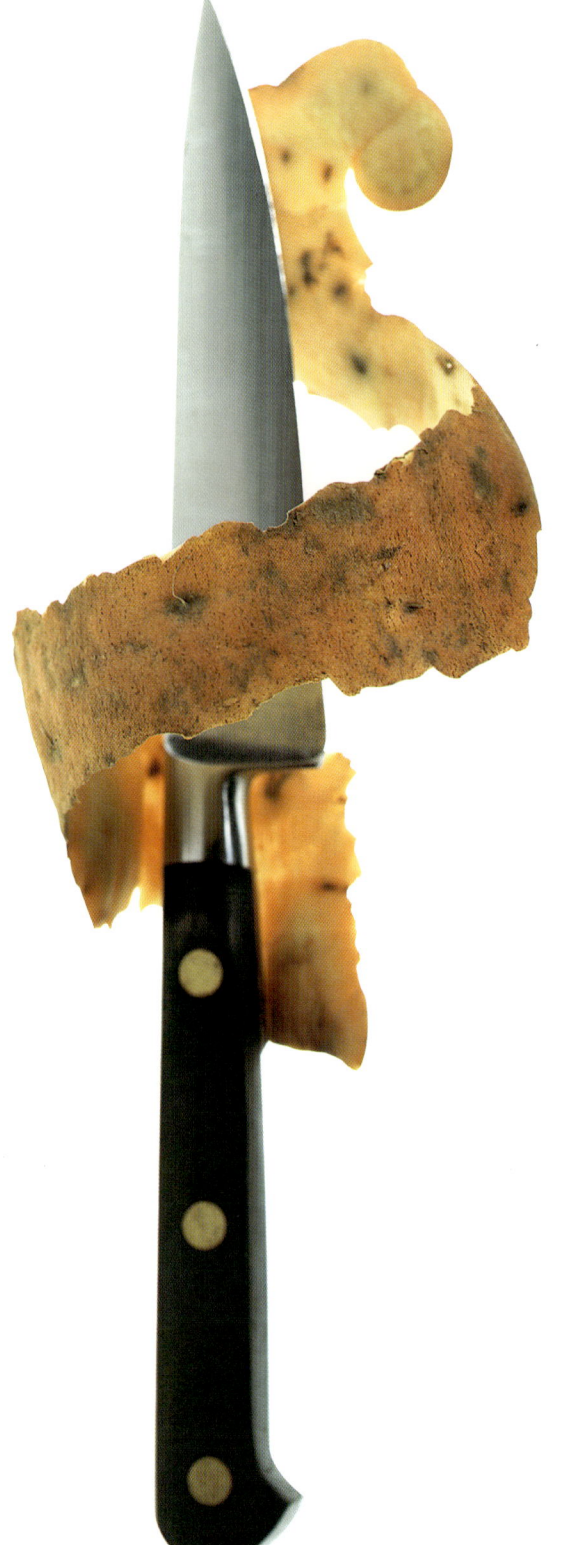

Achten Sie beim Einkauf nicht nur darauf, dass die Früchte und das Gemüse makellos und vollreif sind, sondern versuchen Sie auch solche aus ökologisch kontrolliertem Anbau zu bekommen. Zuweilen werden in Lebensmittelproben in Europa nämlich signifikant höhere Schadstoffrückstände festgestellt, als von den Behörden erlaubt, was natürlich Anlass zur Besorgnis gibt.

Das britische Landwirtschaftsministerium fand beispielsweise im März 1997 heraus, dass die Rückstände an phosphorhaltigen organischen Verbindungen und Pestiziden in Äpfeln und Pfirsichen die zulässigen Sicherheitsgrenzwerte weit übertrafen und erließ eine Empfehlung, alle Früchte zu schälen, besonders wenn sie von Kindern verzehrt werden. Durch diese Maßnahme lassen sich aber die systemischen Pestizide nicht entfernen, denn diese sind im gesamten Fruchtfleisch verteilt.

GEFAHREN DURCH CHEMIE UND GENTECHNOLOGIE

Wenn chemische Rückstände in hohen Mengen als gefährlich gelten, können wohl auch niedrigere Werte kaum gesundheitsförderlich sein – man sollte also auf jeden Fall versuchen, sie ganz zu vermeiden. Bei Untersuchungen wurden von freiwilligen Testpersonen Äpfel verzehrt, die Rückstände des Pestizids Triazophos enthielten. Sie klagten daraufhin über Kopfweh, Durchfall und Magenkrämpfe, die bis zu vier Wochen lang anhielten; zudem war eine verheerende Wirkung auf das Blutplasma zu verzeichnen. Oft kommen während einer einzigen pflanzlichen Wachstumsperiode sogar unterschiedliche Chemikalien zum Einsatz, die dann eine ganze Palette von Beschwerden auslösen können und die Toxizität der Produkte weiter erhöhen. Dies kann für die Menschen, die dieses Obst und Gemüse verzehren, zu einem ernsthaften Problem werden.

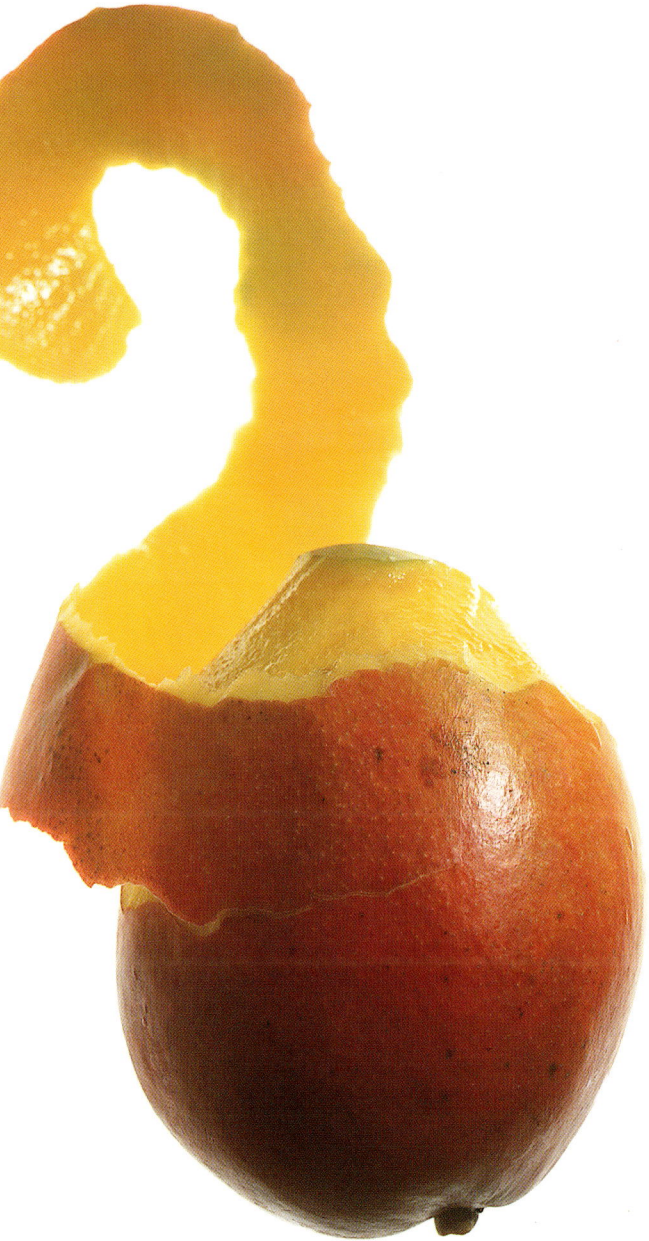

Höchst Besorgnis erregend ist heutzutage auch der übermäßige Einsatz von Nitratdünger. Nitrate sind so lange unbedenklich, bis sie sich mit anderen Chemikalien zu Nitriten umwandeln. Wenn diese chemische Reaktion im menschlichen Darm stattfindet, können dabei krebserregende Nitrosamine entstehen. Stark erhöhte Nitratwerte führen oft zur so genannten Cyanose, die bei Säuglingen unter sechs Monaten sogar tödlich sein kann. Besonders hoch ist die Nitratbelastung in Gemüsen aus der Intensiv-Landwirtschaft.

Währenddessen erscheinen auf dem Markt immer wieder neue Dünger, Pestizide und Unkrautvernichter. Anlass zur Sorge gibt dabei die Tatsache, dass man deren Langzeitauswirkungen wohl erst dann testen kann, wenn sie bereits in unsere Lebensmittel gelangt sind.

Noch stärkere Bedenken bestehen hinsichtlich gentechnisch veränderter Produkte. Es herrscht allgemein die Auffassung, dass noch nicht genügend Zeit bestand, die möglichen Langzeiteffekte auf die Landwirtschaft, die Nahrungsmittelproduktion und sogar auf die Natur selbst abzuschätzen und dass es für solche einmal freigesetzten Agrarprodukte keine „Rückrufaktion" gibt.

HÖHERER NÄHRWERT

Abgesehen von den Risiken, die mit dem Verzehr von Produkten aus konventionellem Anbau verbunden sind, häufen sich auch die Anzeichen dafür, dass ökologisch angebaute Früchte und Gemüse einfach mehr Nährstoffe enthalten. In über 30 Untersuchungen wurde festgestellt, dass der Gehalt an lebensnotwendigen Nährstoffen wie Vitamin C und Zink in Produkten aus ökologisch kontrolliertem Anbau in der Regel höher ist.

Nicht-ökologische Anbaumethoden sind aber nicht das einzige Problem. Auch der hohe Bleigehalt von Autoabgasen kann Agrarprodukte belasten – daher sollten Sie nie Obst und Gemüse an Ständen kaufen, die sich in der Nähe stark befahrener Straßen befinden.

Und es gibt noch einen weiteren guten Grund, Produkte aus ökologisch kontrolliertem Anbau zu verwenden. Neben allen Bedenken wegen Gesundheit und Nährwert finden die meisten Menschen, dass solche Früchte und Gemüse schlicht und einfach besser schmecken.

Entsaften ist kinder-

leicht – und fast alle Früchte

und Gemüse eignen sich dafür.

Sie brauchen dazu allerdings ein

geeignetes Entsaftergerät. Eine Kü-

chenmaschine reicht nicht aus – es sei denn,

sie verfügt über einen Entsafteraufsatz. Außerdem

brauchen Sie nur ein scharfes Messer und ein Schneid-

brett. Auch die Vorbereitung ist denkbar einfach; meist müssen

Richtig entsaften

Früchte und Gemüse nur so weit zerkleinert werden, dass die Stücke in den

Einfüllschacht des Entsafters passen. Einige Teile – zum Beispiel Kerne oder

sehr dicke oder harte Außenschalen – sollten entfernt und weggeworfen

werden, aber generell sollten Früchte und Gemüse möglichst vollständig

verarbeitet werden – vorausgesetzt, sie stammen aus ökologisch

kontrolliertem Anbau und wurden gründlich gesäubert.

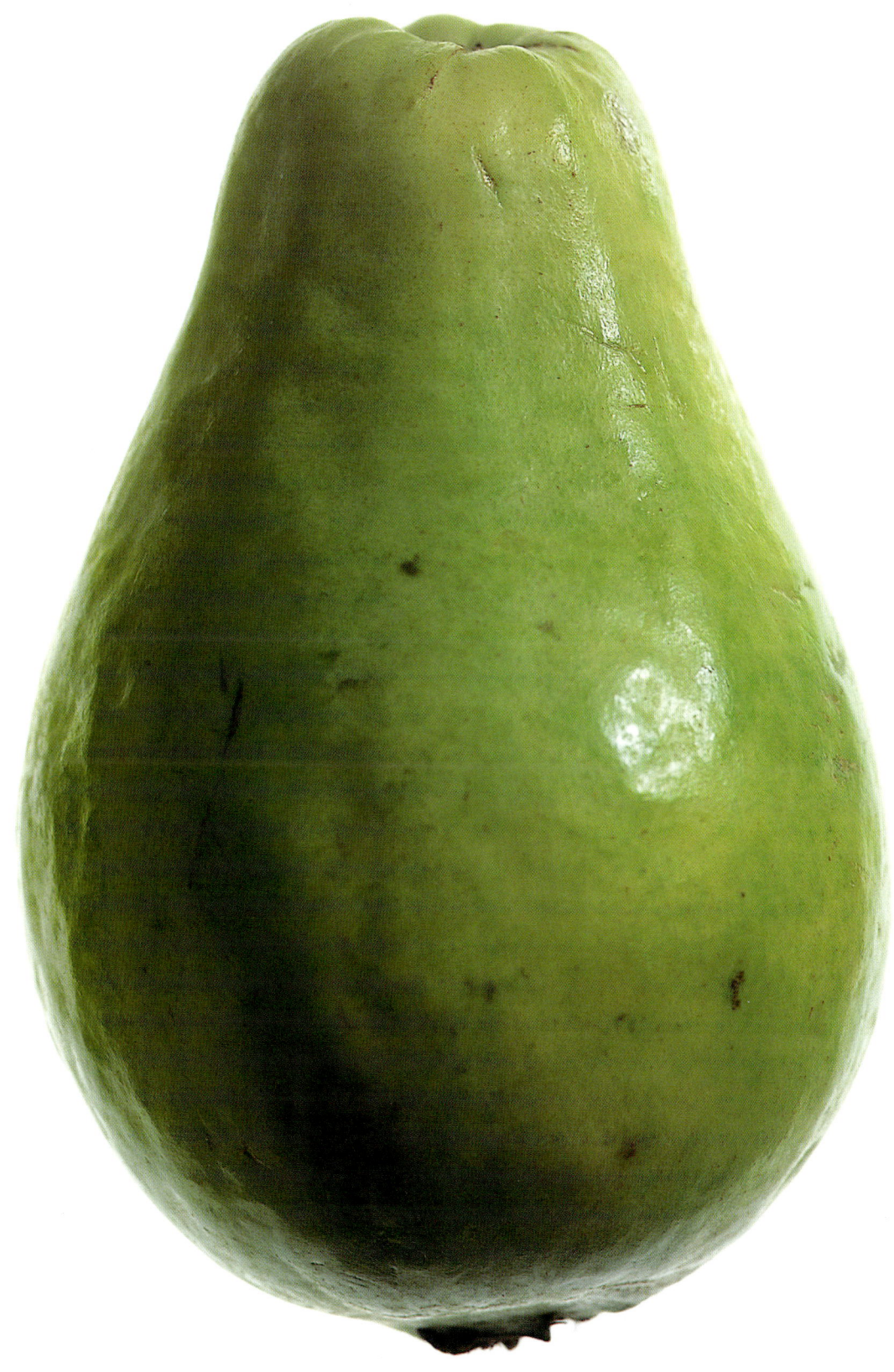

Der richtige
Entsafter

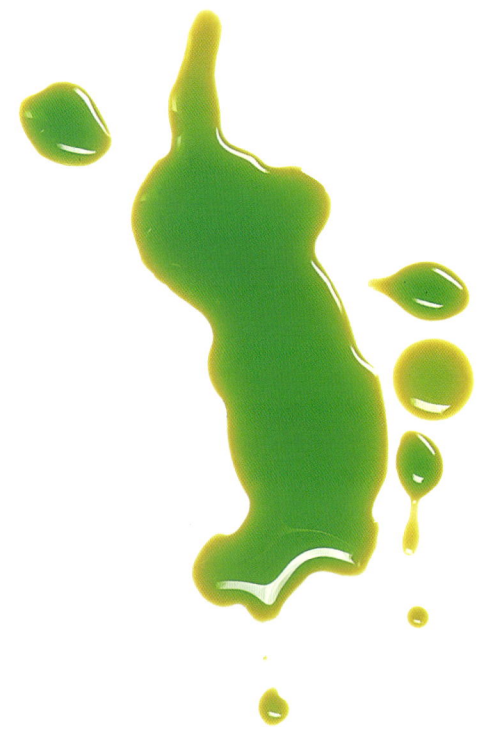

In immer mehr Küchen steht heutzutage ein Entsafter – viele Menschen sind durch Saftbars oder die Kreationen an der Frischsafttheke im Supermarkt auf den Geschmack gekommen und bereiten nun zu Hause ihre eigenen Säfte zu.

Zum Entsaften daheim benötigen Sie ein spezielles Gerät. Küchenmaschine und Mixer sind dafür ungeeignet, denn nur ein Entsafter vermag den Saft vom Fruchtfleisch zu trennen. Man kann Saft natürlich auch von Hand auspressen, aber dies ist eine sehr langwierige und kleckernde Anlegenheit, die mit endloser Schaberei und mehrfachem Durchseihen verbunden ist – und offen gesagt nicht der Mühe wert ist.

Entsaftergeräte sind heute preiswerter als je zuvor. Es gibt verschiedene Ausführungen:

1 **Zitruspresse**. Das ist der einfachste und billigste Entsaftertyp, der in seiner schlichtesten Form – der Zitronenpresse – in fast jeder Küche vorhanden ist. Es gibt sie zum Beispiel aus Glas, bei denen der Saft gewonnen wird, indem man eine halbierte Zitrone von Hand auf einen geriffelten Konus drückt und hin und her dreht. Nach dem gleichen Prinzip arbeiten die elektrischen Geräte, mit denen sich allerdings nur Zitrusfrüchte wie Zitronen, Orangen, Grapefruits und Limonen entsaften lassen. Sie können Zitrusfrüchte auch in jedem anderen Entsafter verarbeiten – dann müssen allerdings die Außenschale und die weiße Haut vorher sorgfältig entfernt werden.

2 **Zentrifugal-Entsafter** Die am meisten verbreiteten und preiswertesten Entsaftergeräte arbeiten mit Fliehkraft. Hierbei werden die Frucht- bzw. Gemüsestücke durch einen Einfüllschacht in eine schnell rotierende Reibscheibe gedrückt, die das Fruchtfleisch (das in einem eingebauten Tresterbehälter gesammelt wird) vom Saft (der in einen Auffangbehälter rinnt) trennt. Saftexperten behaupten, dass bei Zentrifugal-Entsaftern weniger Nährstoffe in den Saft gelangen als bei Presskolben-Entsaftern, obwohl das noch nicht nachgewiesen wurde. Allerdings, liefern sie weniger Saft als Presskolben-Entsafter.

3 **Presskolben-Entsafter** Bei diesen teureren Geräten werden die Frucht- bzw. Gemüsestücke zerquetscht und mit großer Kraft durch ein Sieb gepresst. Die Saftausbeute ist dabei sehr hoch.

4 **Hydraulische Saftpresse** Hierbei wird der Saft gewonnen, indem einfach enorm hoher Druck auf die Frucht- bzw. Gemüsestücke ausgeübt wird. Der Saft wird durch ein Maschennetz gepresst – effektiv, aber kostspielig.

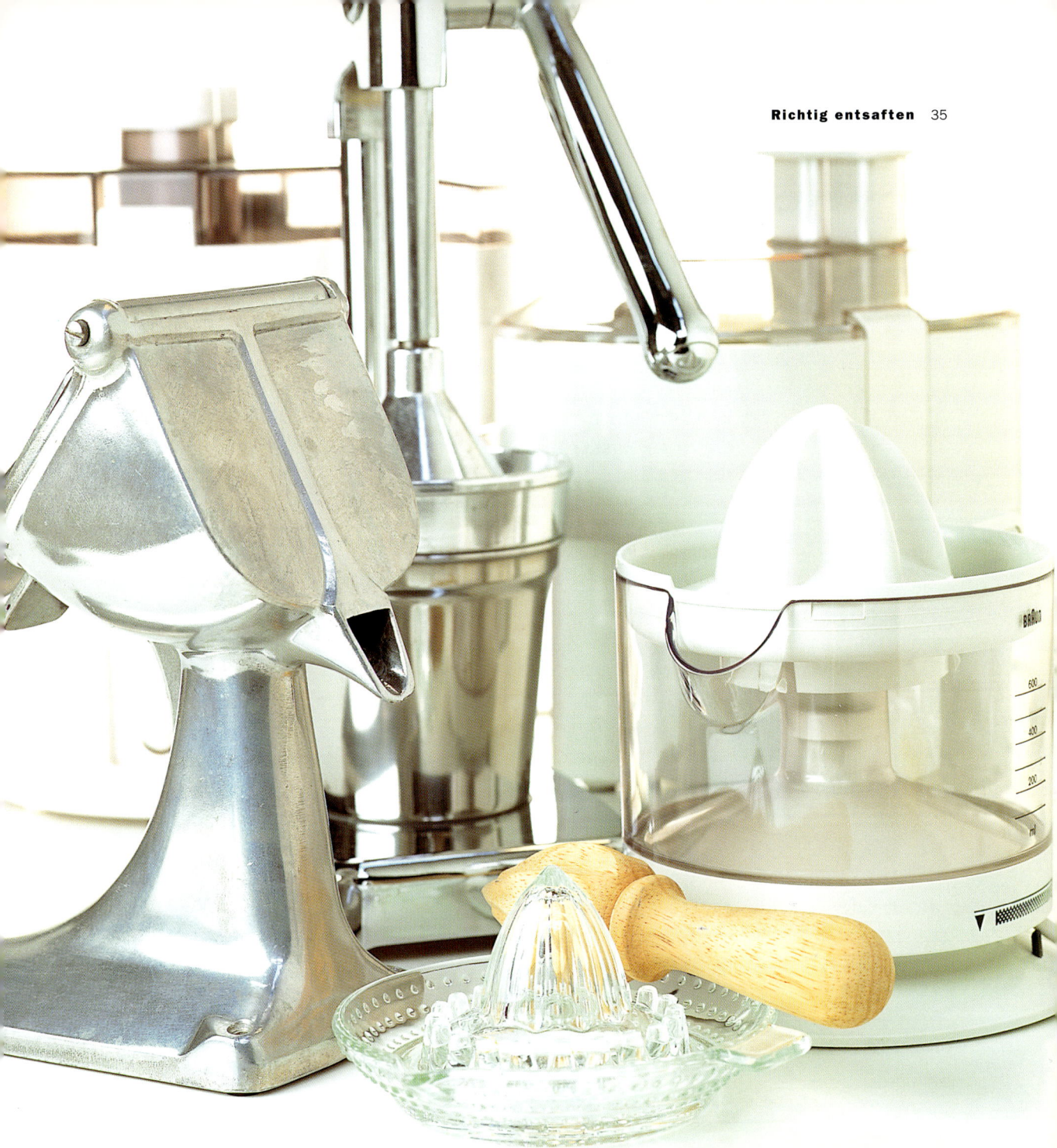

REINIGUNG DES ENTSAFTERS

Eine der wichtigsten Überlegungen beim Kauf eines Entsafters betrifft seine Reinigung – wie leicht lässt er sich zerlegen, reinigen und wieder zusammenbauen? Überprüfen Sie alle zur Auswahl stehenden Modelle nach diesem Kriterium. Wenn die Reinigung eher umständlich ist, werden Sie das Gerät wahrscheinlich nicht regelmäßig verwenden, da Ihnen der Aufwand dann jedesmal zu groß erscheint. Prüfen Sie auch, ob man beim Spülen gut in alle Ecken kommt – Fruchtfleisch kann sehr hartnäckig haften. Wenn Sie sich für ein kleineres Gerät entscheiden, müssen Sie damit rechnen, dass Sie den Entsafter bei der Verarbeitung größerer Mengen zwischendurch entleeren und reinigen müssen, da die Maschine sehr rasch mit Trester verstopft.

Vorbereitung der
Früchte und **Gemüse**

Wie bereits erwähnt, sollten Sie wenn irgendmöglich auf Produkte aus ökologischem Anbau zurückgreifen. Wenn man die entgiftende und reinigende Wirkung frischgepresster Säfte nutzen möchte, sollte man natürlich Rückstände aus Pestiziden, Düngern und Pflanzenschutzmitteln vermeiden. Leider sind echte Öko-Produkte noch nicht überall leicht erhältlich – wenn Sie die Wahl haben, sollten Sie sie aber kaufen, wo immer es geht.

Sie müssen die Früchte und Gemüse in jedem Fall gründlich säubern, da sie – von wenigen Ausnahmen abgesehen – zum Entsaften nicht geschält werden. Beim Schälen gehen wertvolle Enzyme, Mineralien und Vitamine verloren, die gleich unterhalb der Schale oder Haut sitzen – und die wollen Sie sich doch nicht entgehen lassen. Wenn Sie Öko-Produkte verarbeiten, können Sie grundsätzlich auch die Spitzen und grünen Blätter mit entsaften.

ALLES VORHER PUTZEN

Öko-Produkte, die samt Schale verwendet werden, sollten Sie vor dem Entsaften in warmem Wasser gründlich säubern. Produkte, die nicht aus ökologisch kontrolliertem Anbau stammen, werden ebenfalls mit warmem Wasser gesäubert, dem Sie einen Spritzer Spülmittel beigeben. Anschließend werden sie unter kaltem, fließendem Wasser gut abgespült. Stark verschmutzte Früchte oder Gemüse oder Produkte mit besonders rauer Schale können Sie mit einer Bürste sanft sauber schrubben.

PRODUKTE KLEIN SCHNEIDEN

Hierzu brauchen Sie ein Messer – bei harten Wurzelgemüsen ein besonders scharfes – und ein Schneidebrett. Schneiden Sie die frischen Produkte in Stücke, die in den Einfüllschacht Ihres Entsafters passen. Tun Sie das aber immer erst unmittelbar vor dem Entsaften, damit die Schnittflächen beim Kontakt mit der Luft nicht oxidieren, denn dabei gehen wertvolle Inhaltsstoffe verloren.

GANZHEITLICH ENTSAFTEN

Wenn es sich um Ware aus ökologischem Anbau handelt, sollten Sie so viel wie möglich von jeder Frucht und jedem Gemüse verwenden – sonst sollten Sie Blätter, Wurzeln und Spitzen lieber abschneiden.

Öko-Produkte können Sie zur Gänze in den Entsafter geben. Das bedeutet, Sie können bei den meisten Früchten bzw. Gemüsen die Schale oder die Haut dranlassen, falls diese nicht sehr dick oder hart ist, wie etwa bei Melonen, Ananas, Bananen, Mangos, Papayas, Orangen und Zitronen. Kerngehäuse von Äpfeln, Orangen, Trauben, Birnen etc. können mit in den Entsafter wandern – nicht jedoch die Kerne von Steinfrüchten wie Aprikosen, Pflaumen, Pfirsichen, Kirschen und Mangos. Die meisten Samenkerne (auch die von Melonen, aber nicht die bitteren von Papayas) können bedenkenlos mit entsaftet werden. Von Trauben und Beeren sollten Sie die Stiele allerdings entfernen.

Die äußeren Blätter von Gemüsen wie Kohl und Salat können ebenfalls entsaftet werden – oft befindet sich gerade darin der höchste Anteil an Vitalstoffen!

Auch die äußeren Schalen von Gemüsen sollten Sie nicht entfernen, sondern nur gründlich sauberbürsten – es sei denn, sie sind gewachst, wie das zum Beispiel bei Gurken oft der Fall ist. Trockene Außenschalen wie bei Zwiebeln und Knoblauch sollten Sie allerdings sauber entfernen.

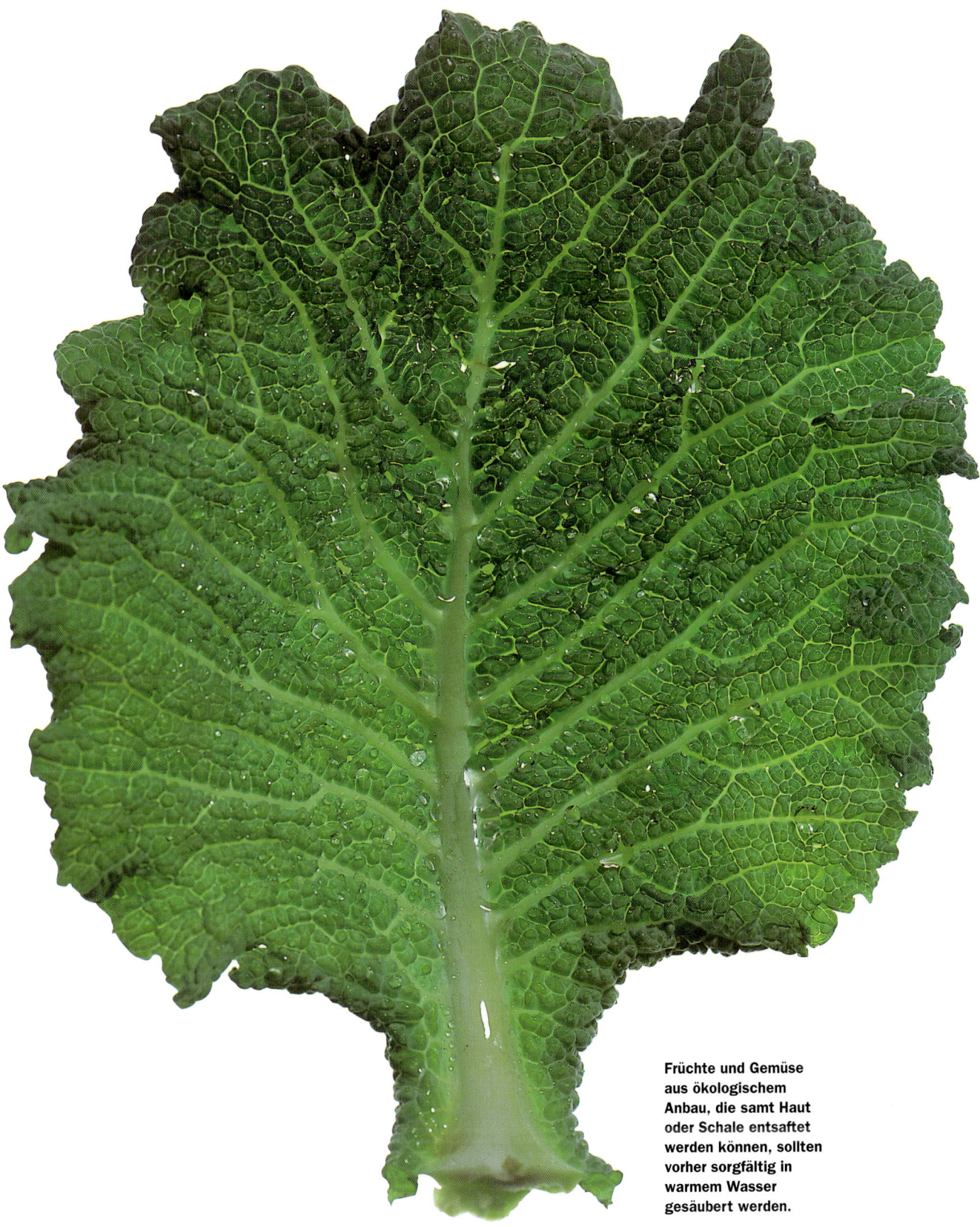

Früchte und Gemüse
aus ökologischem
Anbau, die samt Haut
oder Schale entsaftet
werden können, sollten
vorher sorgfältig in
warmem Wasser
gesäubert werden.

Produkte und Säfte
richtig aufbewahren

Eigentlich sollten Sie Früchte und Gemüse immer möglichst sofort verarbeiten. Je frischer sie sind, desto frischer und nährstoffreicher ist ihr Saft. Bewahren Sie alle Produkte vor dem Entsaften im Kühlschrank auf (außer Bananen, die sich sehr rasch schwarz verfärben). Produkte, die noch nicht ganz reif sind, lassen Sie bei Raumtemperatur weiter ausreifen, aber werfen Sie ab und zu ein wachsames Auge darauf, denn sie können ziemlich rasch zu faulen beginnen (das gilt besonders für Öko-Produkte!).

Kaufen Sie Kräuter und Gewürze möglichst in den Behältern, in denen sie gezogen wurden. Auf diese Weise können Sie bei Ihnen so lange weiterwachsen und fleißig Nährstoffe produzieren, bis sie entsaftet werden.

Das Gleiche gilt natürlich für den Fall, dass Sie einen Nutzgarten besitzen – pflücken Sie Obst und Gemüse immer erst kurz vor dem Entsaften, damit die Nährstoffe möglichst lange erhalten bleiben.

Sobald Sie eine Frucht oder ein Gemüse anschneiden, ist das Produkt der Luft ausgesetzt und kann oxidieren. Bei Äpfeln erkennt man das daran, dass sie an den Schnittflächen braun werden, wobei wertvolle Inhaltsstoffe verloren gehen. Die wichtigste Regel beim Entsaften lautet daher, die Zutaten erst unmittelbar vor dem Entsaften zu zerteilen und dann möglichst gänzlich zu verarbeiten, d.h. Sie sollten möglichst keine Reste für später aufbewahren. Bei größeren Zutaten wie Wassermelonen oder Ananas lässt sich das allerdings oft kaum vermeiden. Wickeln Sie dann das Reststück sorgfältig in Klarsichtfolie ein und lagern Sie es im Kühlschrank.

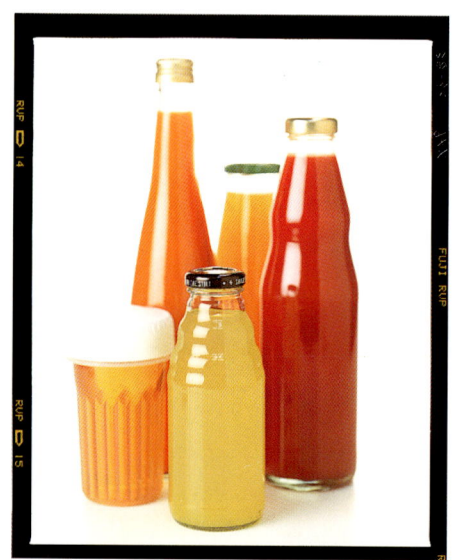

AUFBEWAHRUNG VON SÄFTEN

Nach dem Entsaften geht die Oxidation weiter, sodass eine weitere goldene Regel besagt, dass man frisch gepressten Saft immer sofort trinken soll. Wenn Sie jedoch außer Haus sind und den Saft mitnehmen wollen, um ihn erst im Laufe des Tages zu trinken, können Sie ihn auch in eine Thermosflasche oder eine Glasflasche mit Schraubverschluss füllen und in einem Kühlschrank aufbewahren. Auf diese Weise verliert er zwar ein paar Nährstoffe, was aber immer noch besser ist als überhaupt keinen Saft zu trinken. Falls der Saft aus mehreren Zutaten besteht, werden diese sich vermutlich im Laufe des Tages voneinander absetzen, sodass Sie die Flasche vor dem Trinken immer gut schütteln sollten.

Wenn Sie tagsüber meist zu Hause sind, sollten Sie den Saft immer erst dann frisch zubereiten, wenn Sie Appetit darauf haben.

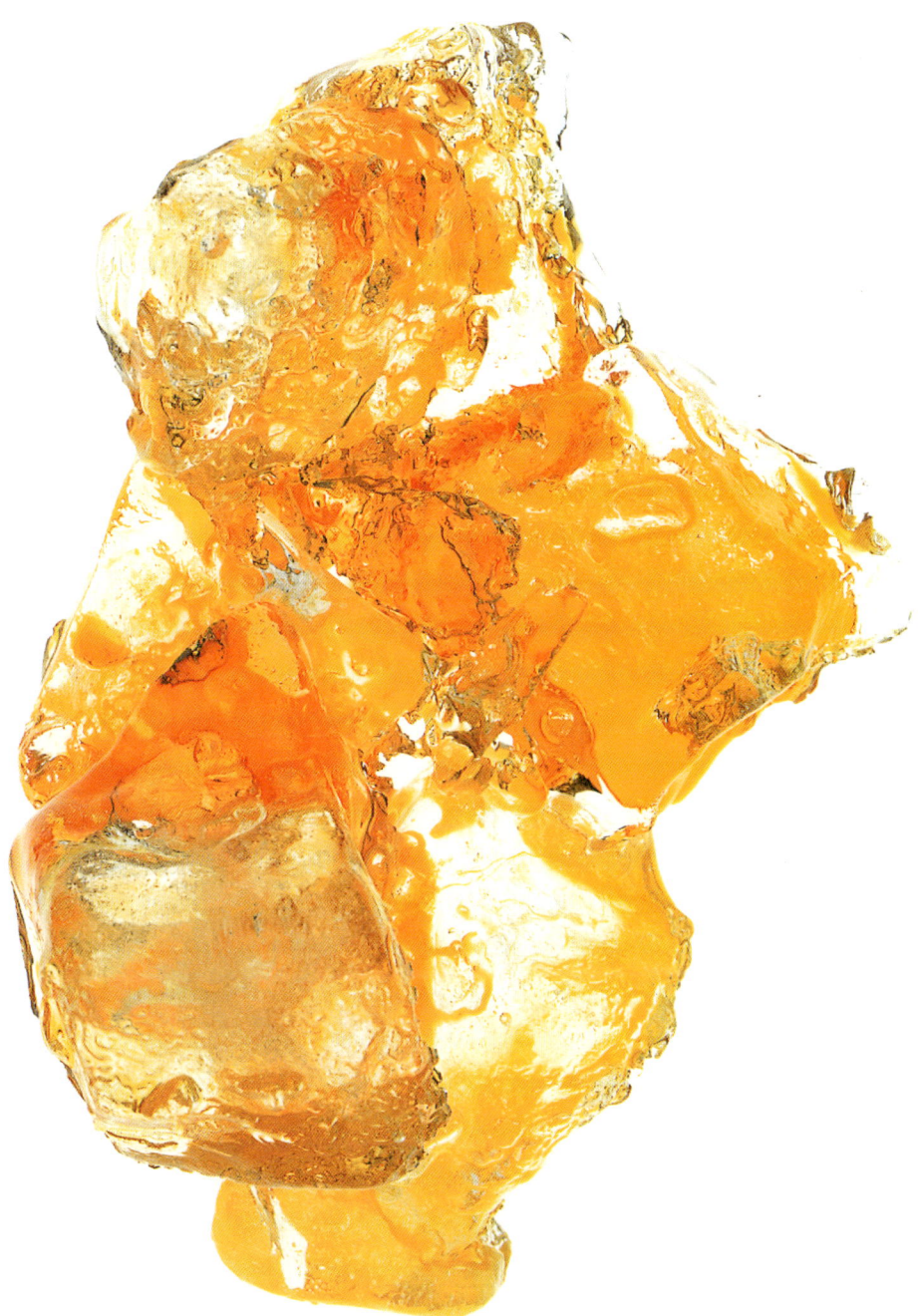

SÄFTE EINFRIEREN?

Ja, Sie können Säfte auch einfrieren. Das ist besonders praktisch, wenn Sie in Ihrem Gemüsegarten z.B. gerade eine Tomaten- oder Karottenschwemme haben. Frieren Sie am besten nur Einzelsäfte ein, da sich unterschiedliche Saftkomponenten leicht voneinander trennen und nicht richtig durchfrieren.

Aus Saft lassen sich sogar Eislutscher für Kinder herstellen, entsprechende Formen sind in fast jeder Haushaltsabteilung erhältlich. Wer sein eigenes „Eis am Stiel" herstellt, kann sicher sein, dass es nicht nur frei von schädlichen Zusätzen, sondern sogar höchst gesund ist.

Praktische Tipps rund
ums Entsaften

Beim Entsaften werden Sie feststellen, dass Ihr Gerät (vor allem, wenn es sich um einen der kompakten Zentrifugal-Entsafter handelt) einige Früchte und Gemüse leichter verarbeitet als andere. Am schwierigsten zu entsaften sind relativ harte Wurzel- und Knollengemüse (z.B. Rüben, Kartoffeln und Sellerieknollen), faserreiche Blattgemüse (z.B. Brunnenkresse, Spinat und Kohl) sowie Kräuter. Man drückt sie am besten nur in kleinen Mengen bzw. stückchenweise nach und nach in den Einfüllschacht und gibt zwischendurch eine Karotte, eine Selleriestange oder eine Gurke dazu. Diese gehen ruck, zuck durch den Entsafter und „spülen" ihn gewissermaßen durch.

Grundsätzlich sollten Säfte von Gemüsen, die sich schwer entsaften lassen, niemals pur getrunken werden. Ihr Geschmack ist dermaßen intensiv, dass man sie unbedingt mit anderen Säften verdünnen sollte. Das ist wichtig zu wissen, wenn Sie eigene Saftmischungen erfinden.

Ich werde nie vergessen, wie ich zum ersten Mal puren Kressesaft trank. Da ich Kresse schon immer sehr mochte, war ich gespannt darauf, wie sie wohl als Saft schmeckte. Nach dem ersten Schluck traten mir natürlich sofort die Tränen in die Augen und ich musste regelrecht nach Luft schnappen. Ich würde also dringend davon abraten, diesen Saft unverdünnt zu trinken.

SÄFTE VERDÜNNEN

In der Regel lässt sich dieses Problem umgehen, indem Sie Säfte mit einem unangenehm intensiven Geschmack einfach mit milderen, süßeren Säften vermischen. In einigen Fällen ist es jedoch besser, einen Saft nur mit Wasser zu verdünnen. Kindern, älteren Menschen oder Genesenden sollte man selbst zubereitete Säfte niemals pur, sondern mit stillem Mineralwasser verdünnt verabreichen. Falls mehr Süße gewünscht wird, können Sie einen Esslöffel Honig hineinrühren.

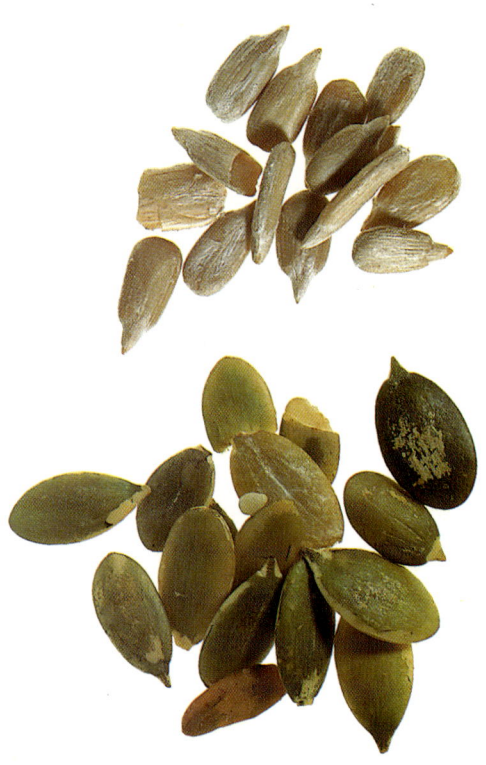

HOCHWERTIGE ZUSÄTZE

Je mehr Erfahrung Sie beim Entsaften sammeln, desto mehr werden Sie experimentieren wollen, etwa mit aromatischen Gewürzen oder Kräutern, die sich zusätzlich positiv auf die Gesundheit auswirken. Ingwer zum Beispiel wirkt wärmend und bekanntermaßen heilsam bei Beschwerden

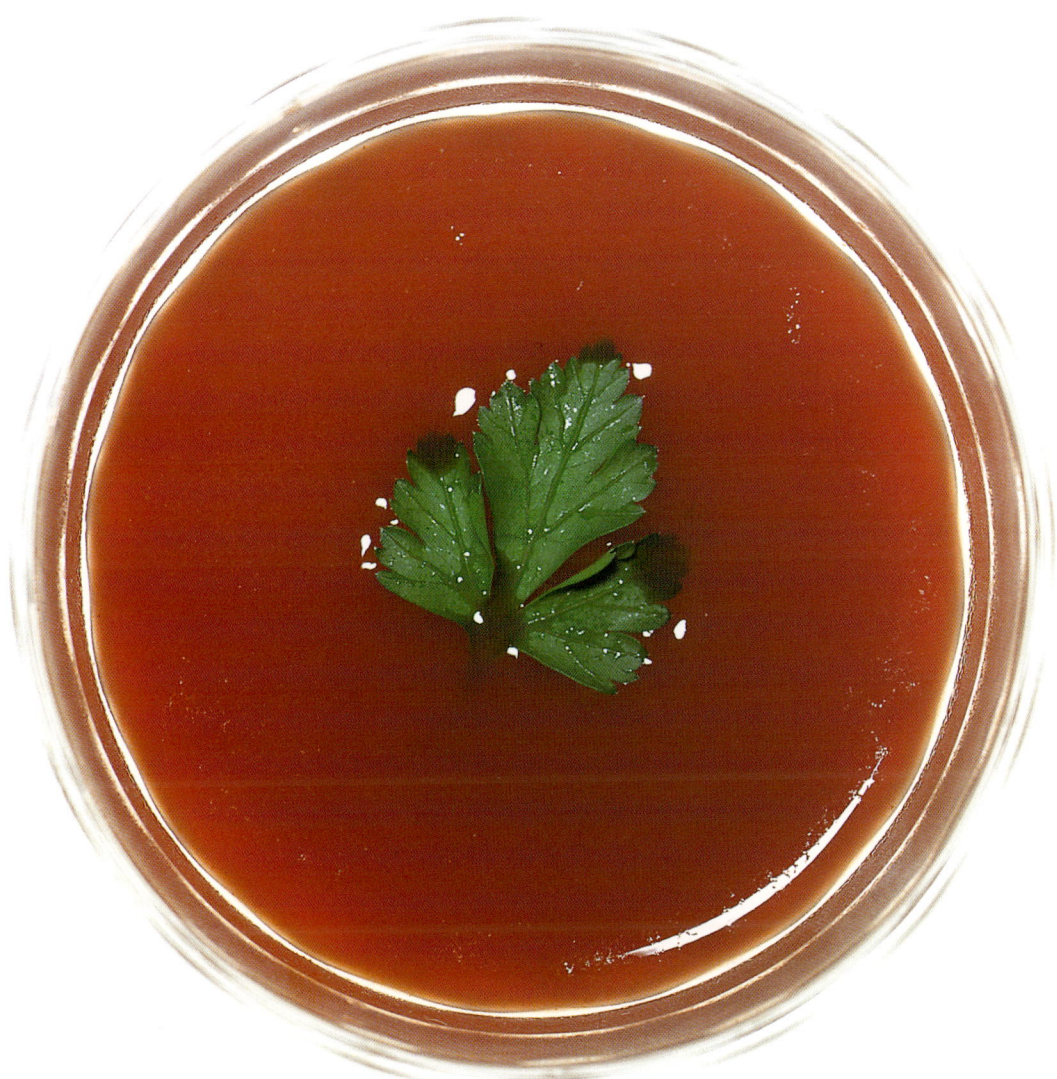

der Atemwege und verbessert die Gesamtverfassung bei Unwohlsein. Insbesondere Gemüsesäfte lassen sich durch allerlei Ergänzungsstoffe aufwerten – etwa mit Spirulina, einer Mikroalge. Sie ist in Reformhäusern erhältlich und sehr reich an Vitaminen (besonders Betacarotin), Mineralien (besonders Eisen), Enzymen, Karotinen, Aminosäuren und anderen Nährstoffen.

Auch Weizenkeime passen gut zu Gemüsesäften, oder Samen wie etwa Kümmel oder Sesam. Wenn Sie Sesamkörner und Weizenkeime vorher etwas anrösten, kommt ihr Geschmack noch besser zur Geltung.

SMOOTHIES

Zu guter Letzt können Sie aus Säften auch „Smoothies" zubereiten, wofür sich Fruchtsäfte am besten eignen. Sie pressen oder entsaften dazu einfach nur einige ihrer Lieblingsfrüchte und mischen den Saft im Mixer mit einem Bio-Jogurt. Da das Jogurt die Fruchtaromen naturgemäß etwas verdünnt, müssen Sie ein wenig experimentieren, um die richtigen Mengenverhältnisse und den gewünschten Geschmack zu finden. Für mehr Süße mischen Sie einfach Honig oder Banane hinzu – dann wird der Smoothie zudem noch etwas cremiger.

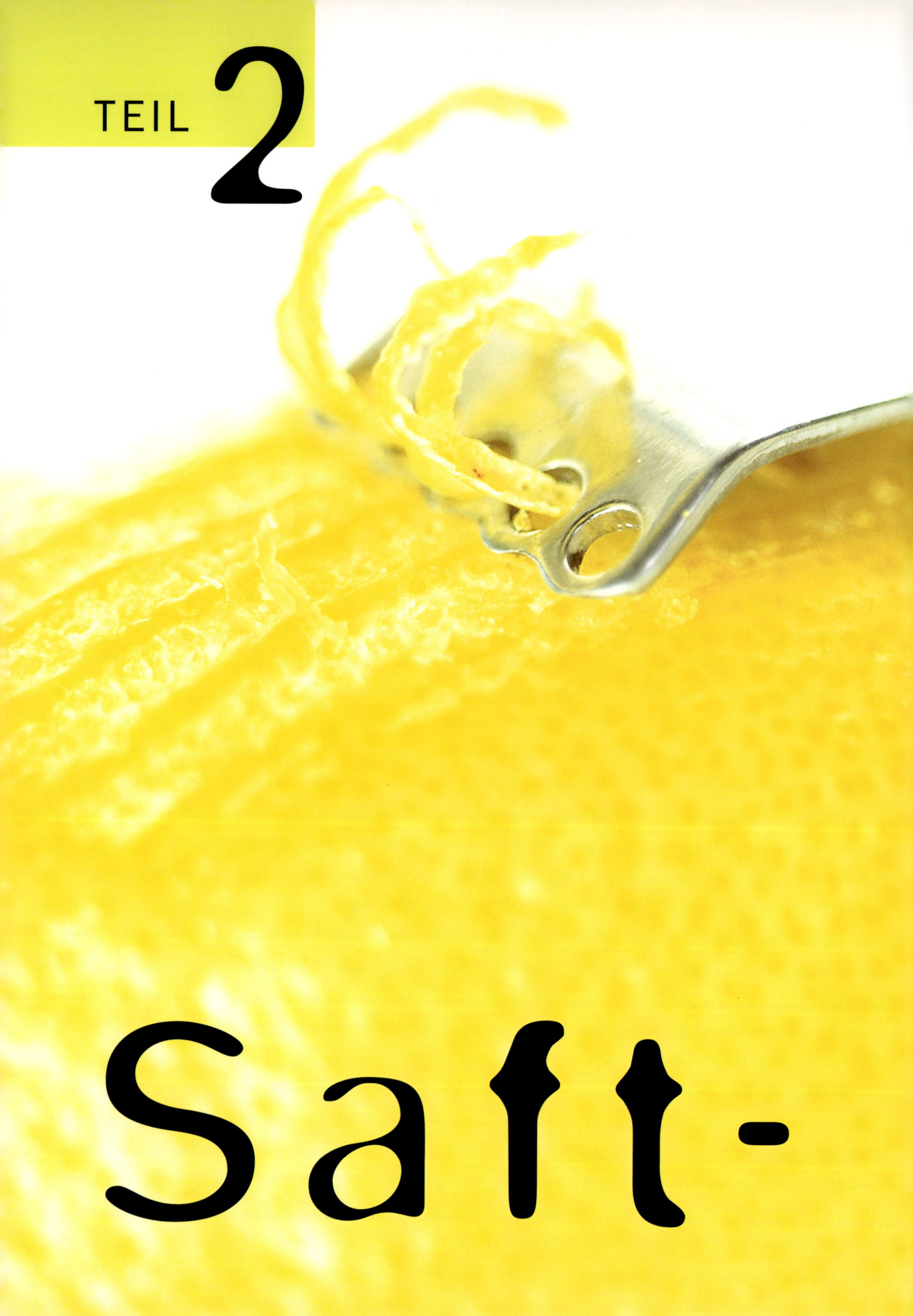

TEIL 2

Saft-

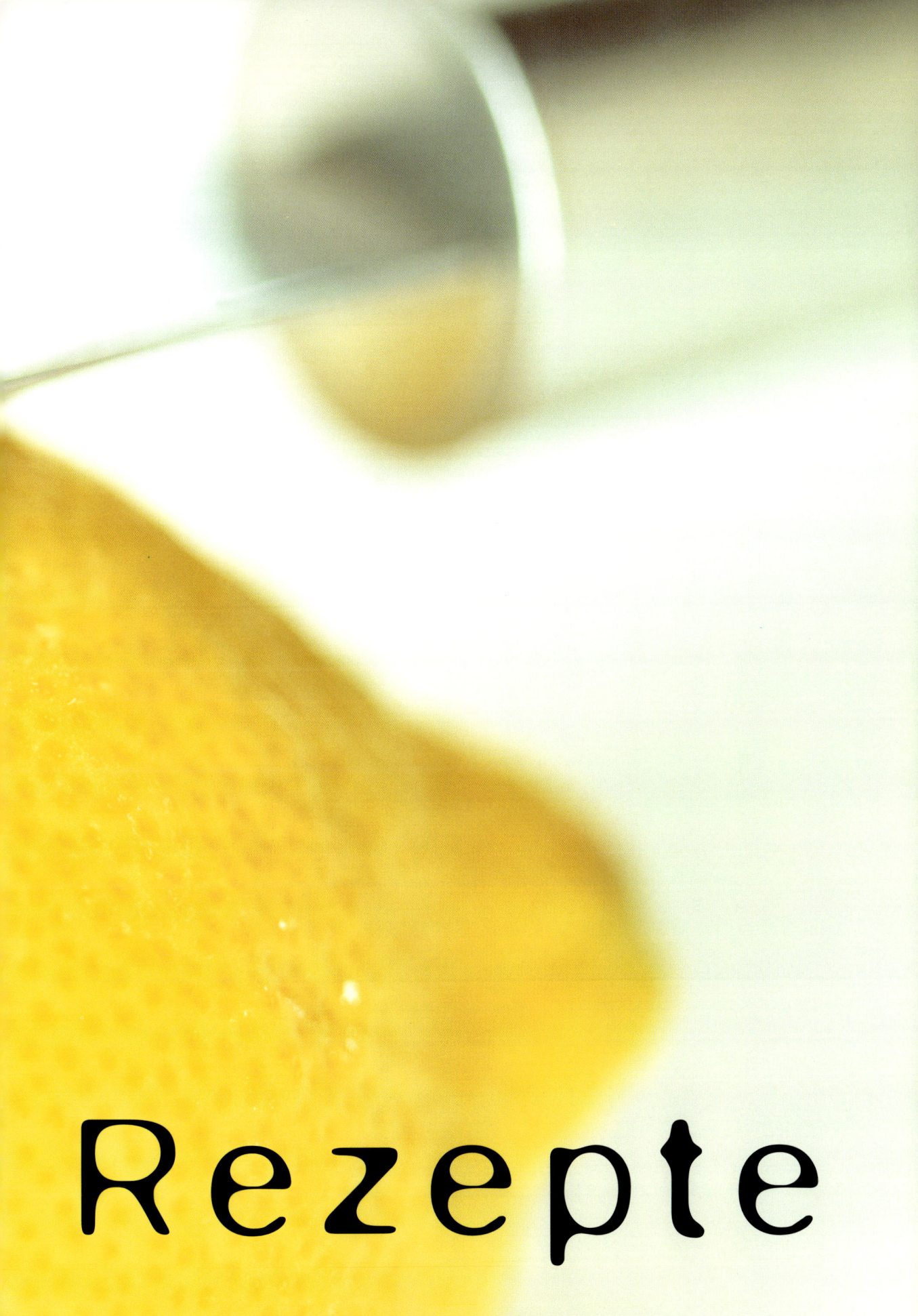

Rezepte

Wir haben den Rezeptteil in Früchte
und Gemüse unterteilt. Gemüsesäfte enthalten in der
Regel größere Mengen an starken, krebsvorbeugenden Antioxidanzien und wirken auf die wichtigsten Organe, auf Blut und Verdauungstrakt ungemein entschlackend und revitalisierend. Da bestimmte Gemüsearten – insbesondere Zwiebelgewächse und die meisten Grüngemüse – sehr scharf
bzw. intensiv schmecken, sollte man sie nicht pur trinken, sondern mit süßeren Säften ver-

100 Rezepte

mischen, etwa von Karotte, rote Bete oder Tomate. Fruchtsäfte schmecken einfach köstlich und
kommen vor allem bei Kindern gut an. Der in diesen Säften enthaltene natürliche Fruchtzucker
spendet viel Energie. Da zu viel des Guten jedoch leicht den Blutzuckerspiegel aus dem
Gleichgewicht bringen kann, sollten Sie Frucht- und Gemüsesäfte abwechseln. Als Allround-
Stärkungsmittel für das Immunsystem und zum Schutz der allgemeinen Gesundheit ist ein
Glas Saft jeden Morgen das Minimum. Sobald sich Ihr Körper auf die regelmäßige
Zufuhr frisch zubereiteter Säfte eingestellt hat, können Sie die Menge auf vier und
bei Entgiftungskuren sogar auf sechs Gläser pro Tag steigern. Bei Müdigkeit,
Stress oder in der Rekonvaleszenz verlangt Ihr Körper möglicher-
weise nach größeren Mengen. Stellen Sie Ihren Entsafter in
der Küche so ab, dass er immer sofort ein-
satzbereit ist.

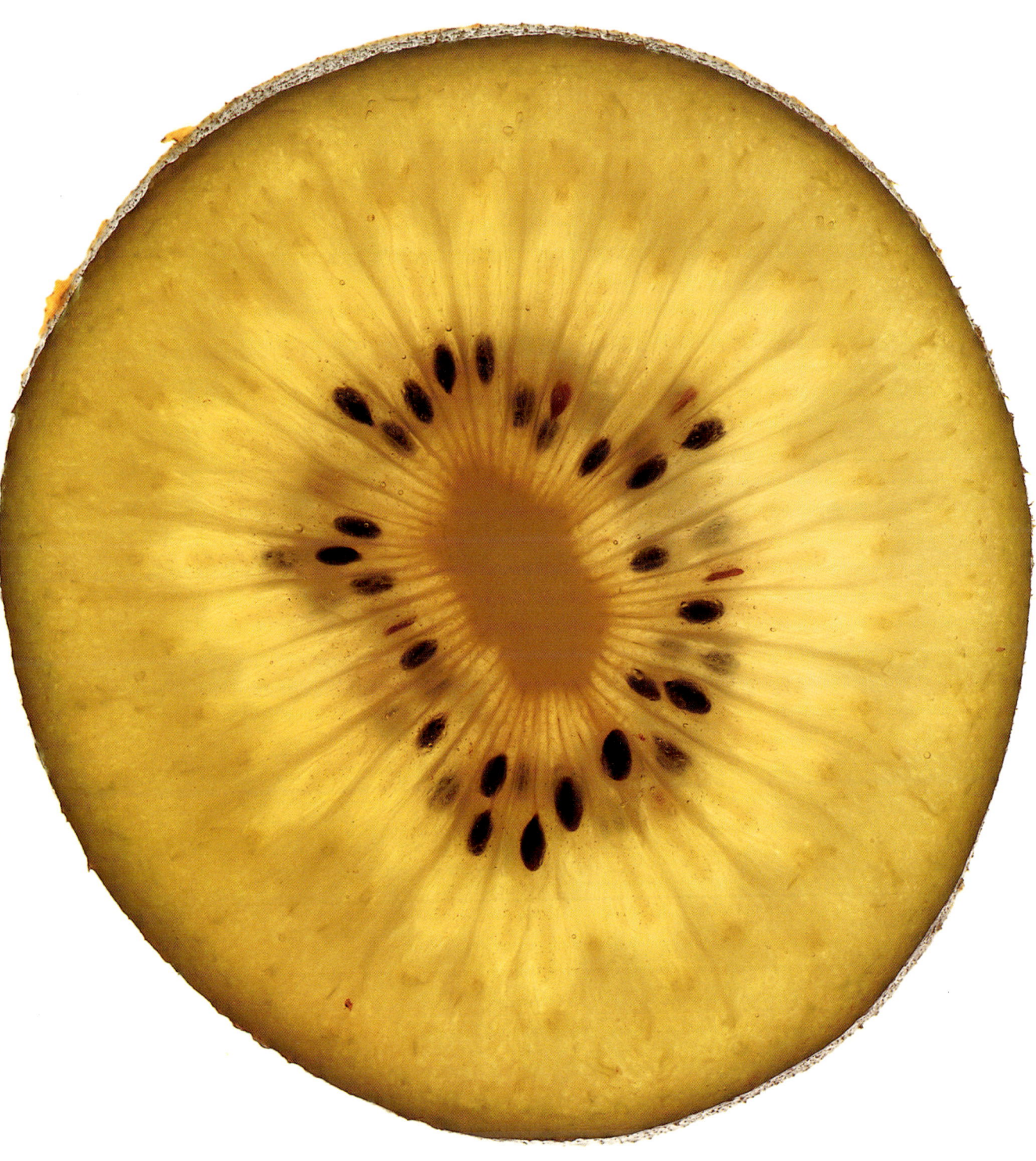

Früchte

Apfel

▮ APFELSAFT ▮ PUR

Frisch gepresster Apfelsaft hat einen herrlich süßen Geschmack und lässt sich mit nahezu jeder anderen Frucht, aber auch mit jedem Gemüsesaft mischen. Äpfel sind prall voll mit Antioxidanzien, die den Körper vor Infektionen schützen und das Immunsystem stärken; zudem wirken sie entgiftend (insbesondere auf die Verdauungsorgane), abführend und harntreibend. Apfelsaft kann den Cholesterinspiegel senken und wirkt verschiedenen entzündlichen Erkrankungen entgegen (darunter Gicht, Rheuma und Lungenbeschwerden).

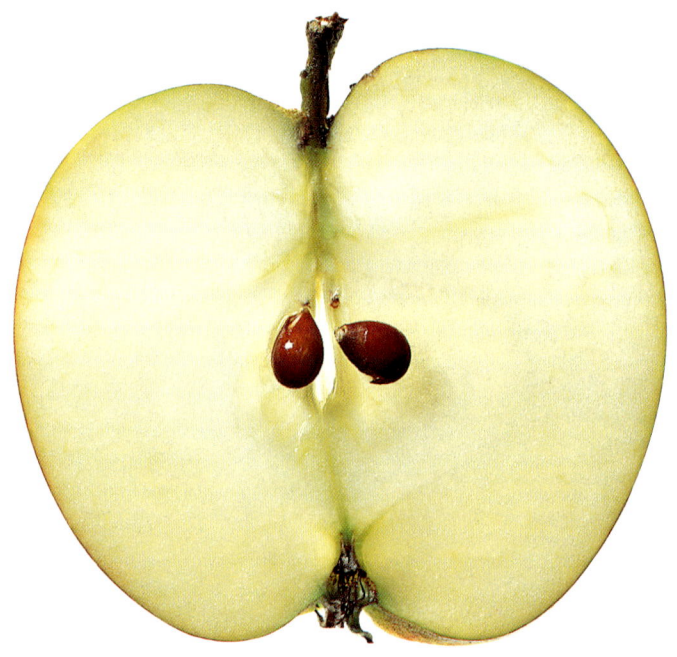

3 Äpfel

■ Äpfel waschen und samt Kerngehäuse entsaften. Sofort trinken.
Reich an Betacarotin, Folsäure, Vitamin C, Kalzium, Magnesium, Pektin, Phosphor und Kalium.
Enthält Spuren von B-Vitaminen, Vitamin E, Kupfer und Zink.

▮ APFEL, ANANAS ▮ UND INGWER

Dieser leckere, gelbliche Saft hat eine cremige Konsistenz – eine wunderbare Mischung aus fruchtiger Süße und dem pikanten, wärmenden Ingwergeschmack. Ingwer stärkt den Kreislauf und wirkt lindernd bei Übelkeit und Menstruationsbeschwerden. Die Ananas entschlackt und besitzt ebenfalls Heilkräfte, während der Apfel

den Körper von innen reinigt und allgemein belebt.

Etwa 1 cm Ingwerwurzel
1/2 Apfel
1/3 von einer großen Ananas

■ Den Apfel waschen und Ingwer und Ananas schälen. Apfel und Ananas zerschneiden, sodass die Stücke in den Entsafter passen. Zunächst den Ingwer, danach die Früchte durchdrücken. Den Saft gut aufrühren und gleich trinken.
Reich an Betacarotin, Vitamin C, Folsäure, Pektin, Kalzium, Magnesium, Phosphor, Kalium, Bromelin.
Enthält Spuren von B-Vitaminen, Vitamin E, Kupfer, Eisen und Zink.

▮ SAFT AUS APFEL, ▮ ORANGE UND ANANAS

Ein absolut köstlicher Saft – wunderbar süß, prall voll mit

Antioxidanzien, sehr reinigend und abwehrstärkend, außerdem ein hervorragender Energiespender. Enthält viele krebsvorbeugende Bio-Aktivstoffe und wirkt sich auch auf das Verdauungssystem positiv aus.

2 Äpfel
1/4 Ananas
Ein kleines Bündel weißer Trauben
2 Orangen

■ Die Ananas und die Orangen schälen und die Äpfel waschen. Die Trauben von den Stielen befreien und ebenfalls waschen. Die Früchte in Stücke schneiden, entsaften und gleich trinken.
Reich an Betacarotin, Folsäure, Vitamin C, Kalzium, Magnesium, Pektin, Phosphor, Kalium, Eisen.
Enthält Spuren von B-Vitaminen, Vitamin E, Kupfer und Zink.

Brombeeren

Brombeeren enthalten jede Menge Nährstoffe, geben aber leider nur wenig Saft ab. Man muss ihn mit anderen Früchten mischen, die von Natur aus einen höheren Wasseranteil besitzen. So gering die Saftausbeute auch ist – Brombeersaft ist enorm gehaltvoll und wirkt allgemein stärkend und reinigend, stimuliert das Immunsystem und soll bei Atemleiden und Anämie besonders wirksam sein.

▌▌BROMBEERE UND WASSERMELONE

Diese Mischung ergibt einen dunklen, süßen, dickflüssigen Saft, der die Abwehrkräfte stärkt sowie antioxidativ und abführend wirkt – und viel Energie schenkt.

1 Schale Brombeeren
1/6 Wassermelone
1 Apfel
1 Banane

■ Die Beeren abspülen, den Apfel waschen und zerteilen. Die Wassermelone schälen, aber die Kerne drin lassen. Die Banane schälen und alle Früchte genügend zerkleinern. Entsaften Sie in dieser Reihenfolge: Banane, Wassermelone, Brombeeren, Apfel. Gut verrühren und sofort trinken.

Reich an Betacarotin, Folsäure, Pektin, Kalzium, Magnesium, Phosphor, Kalium, Natrium und den Vitaminen B$_5$, C, E und K.

Enthält Spuren von anderen B-Vitaminen, Kupfer, Eisen und Zink.

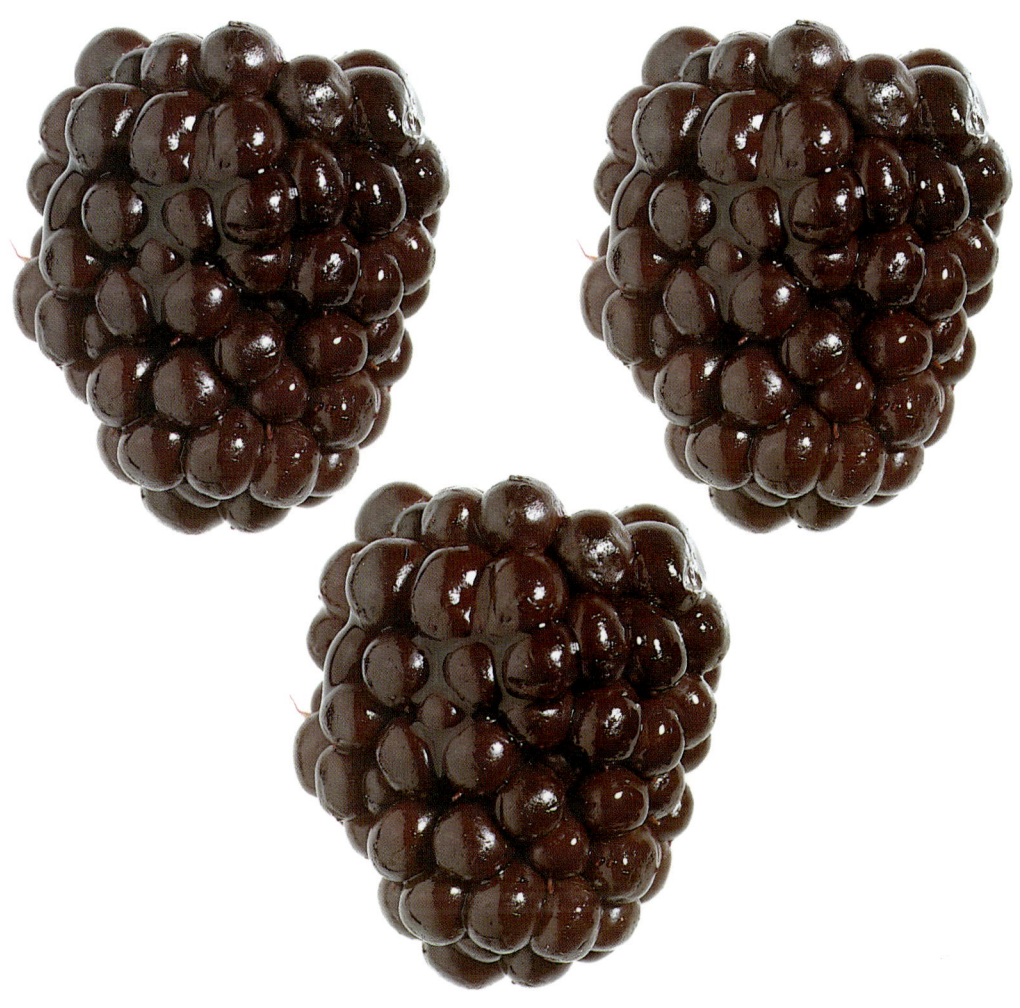

Birne

■ **BIRNENSAFT PUR**

Aus Birnen lässt sich ein stark reinigender und gesundheitsförderlicher Saft gewinnen, der viel Energie liefert und sowohl harntreibend, als auch leicht abführend wirkt. Der hohe Jodanteil unterstützt die Schilddrüsenfunktion. Birnensaft ist von einer köstlichen Süße und besitzt von allen Früchten das wohl intensivste und vollmundigste Aroma.

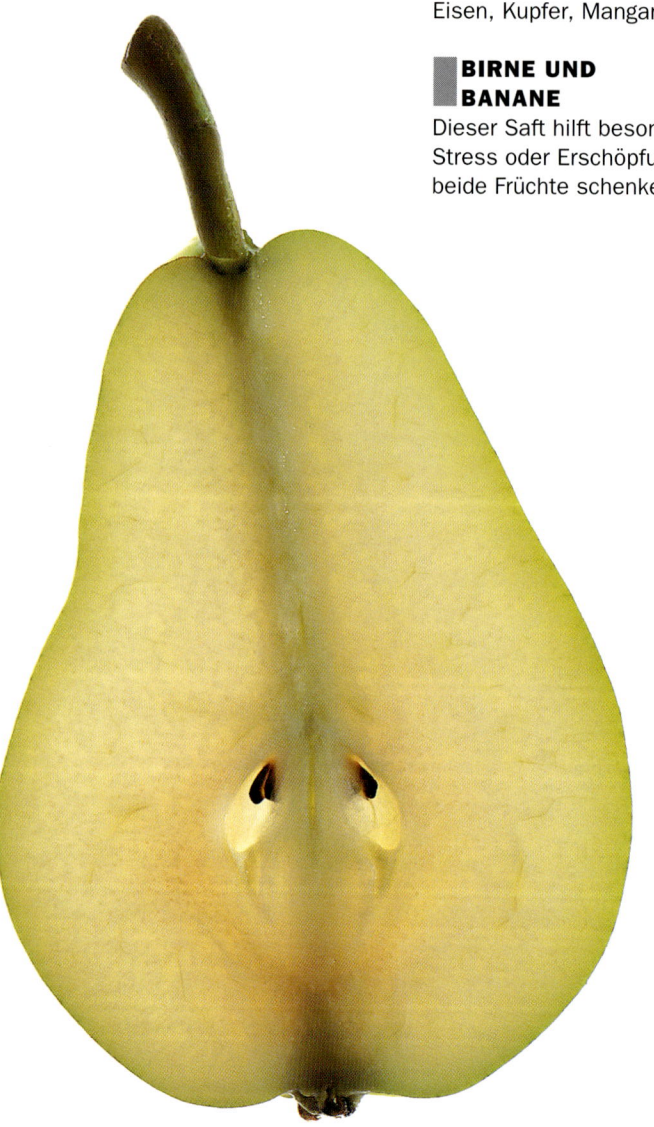

Für einen richtig guten Birnensaft brauchen Sie allerdings wirklich ausgereifte Früchte.

3 Birnen

■ Birnen waschen, zur Hälfte durchschneiden und entsaften (samt Kernen). Sofort genießen.
Reich an Betacarotin, Folsäure, Vitamin C, Pektin, Kalzium, Magnesium, Phosphor und Kalium.
Enthält Spuren von B-Vitaminen, Eisen, Kupfer, Mangan und Zink.

■ **BIRNE UND BANANE**

Dieser Saft hilft besonders bei Stress oder Erschöpfung, denn beide Früchte schenken dem

Körper Energie. Gut als Frühstücksgetränk.

3 Birnen
1 Banane

■ Die Banane schälen und entsaften. Die Stiele von den Birnen entfernen und die Früchte waschen, zerteilen und entsaften. Gut verrühren und gleich trinken.
Reich an Betacarotin, Folsäure, Jod, Kalzium, Pektin, Magnesium, Phosphor, Kalium und Vitamin C.
Enthält Spuren von B-Vitaminen, Vitamin E, Mangan, Kupfer und Zink.

■ **BIRNE UND ANANAS**

Diese beiden ergeben einen cremigen, hellgelben Saft, dessen Süße vom Reifegrad der Zutaten abhängt – die beide ausgesprochen entschlackend wirken. Die Ananas steuert Bromelin bei, welches das Verdauungssystem stimuliert und schädlichen Bakterien und Darmparasiten den Garaus macht, während die Birnen zusätzlich Giftstoffe aus den Verdauungsorganen ausschwemmen,

2 Birnen
1/4 Ananas

■ Die Birnen waschen und die Ananas schälen. Beide Früchte so zerteilen, dass die Stücke in den Einfüllschacht passen. Entsaften, verrühren und sofort trinken.
Reich an Betacarotin, Folsäure, Vitamin C, Pektin, Bromelin, Kalzium, Magnesium, Phosphor und Kalium.
Enthält Spuren von B-Vitaminen, Vitamin E, Eisen, Kupfer, Mangan und Zink.

Schwarze Johannisbeeren

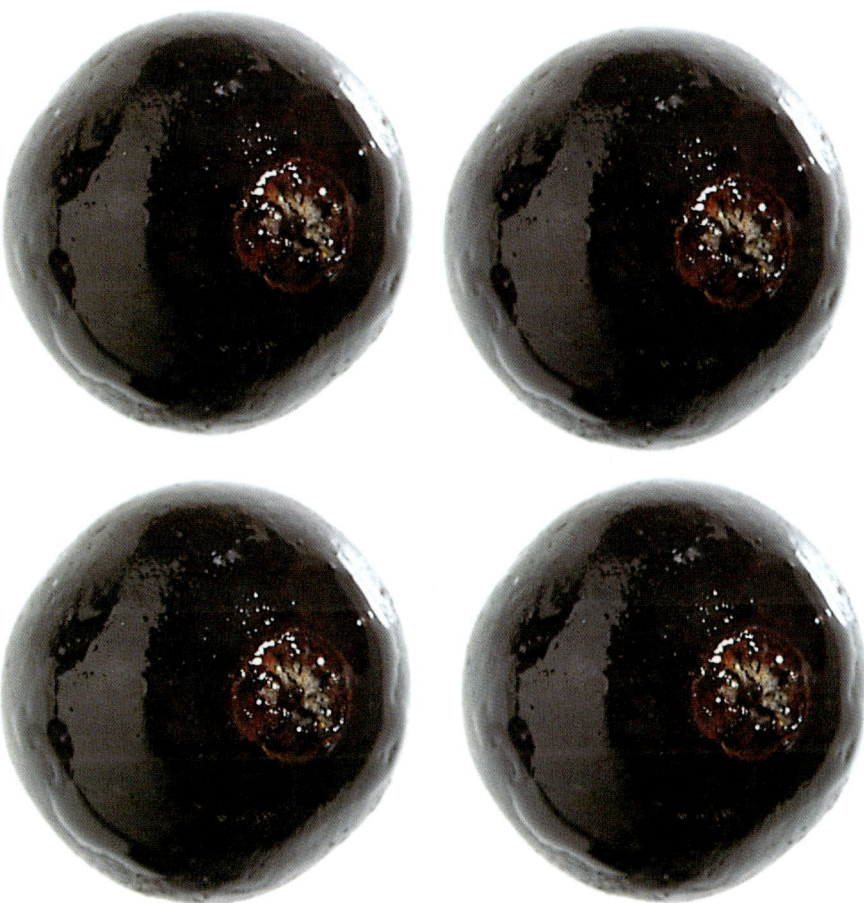

Diese Beeren wirken stark antioxidativ, aber leider ist die Saftausbeute nur sehr gering und das Aroma extrem intensiv, sodass man den Saft in jedem Fall mit einem ergiebigeren, süßeren mischen sollte.

Aber die Mühe lohnt sich, denn diese Beeren sind wahre Vitamin-C-Bomben; zudem schützen sie den Körper vor Krankheiten und bestimmten Formen des Krebs, reinigen das Blut und spenden Energie.

▌ JOHANNISBEER-COCKTAIL

Der Saft enthält wertvolle Schutzstoffe und bringt den Körper in Schwung. Intensiv an Aroma und von gehaltvoller Süße mit einem leicht bitteren Nachgeschmack. Wer es süßer mag, fügt einen Apfel oder eine Birne hinzu.

1 Schale schwarze Johannisbeeren
1 Schale rote Johannisbeeren
1 Banane
1 Apfel

■ Die Johannisbeeren waschen und abribbeln, die Banane schälen und den Apfel waschen. Als Erstes die Beeren, dann die Banane und zum Schluss den Apfel entsaften. Gut verrühren und sofort trinken.

Reich an Betacarotin, Folsäure, Kalzium, Magnesium, Phosphor, Kalium und den Vitaminen C und E.

Enthält Spuren von B-Vitaminen, Kupfer, Eisen und Zink.

Aprikose

█APRIKOSENSAFT █PUR

Wie Pfirsiche und Nektarinen geben auch Aprikosen nur sehr wenig Saft ab, der dafür aber besonders dick, köstlich süß und enorm aromatisch ist – und jede Menge Antioxidanzien und Nährstoffe enthält. Aprikosensaft ist zudem ein wunderbarer Energiespender, wirkt mild abführend und lindert PMS sowie Krämpfe während der Regelblutung.

3–4 Aprikosen

█ Die Aprikosen waschen, halbieren und den Stein entfernen. Entsaften und anschließend gleich trinken.
Reich an Betacarotin, Folsäure, Kalzium, Magnesium, Eisen, Kalium und den Vitaminen C, B_3 und B_5.
Enthält Spuren von Kupfer und den Vitaminen B_1, B_2 und B_6.

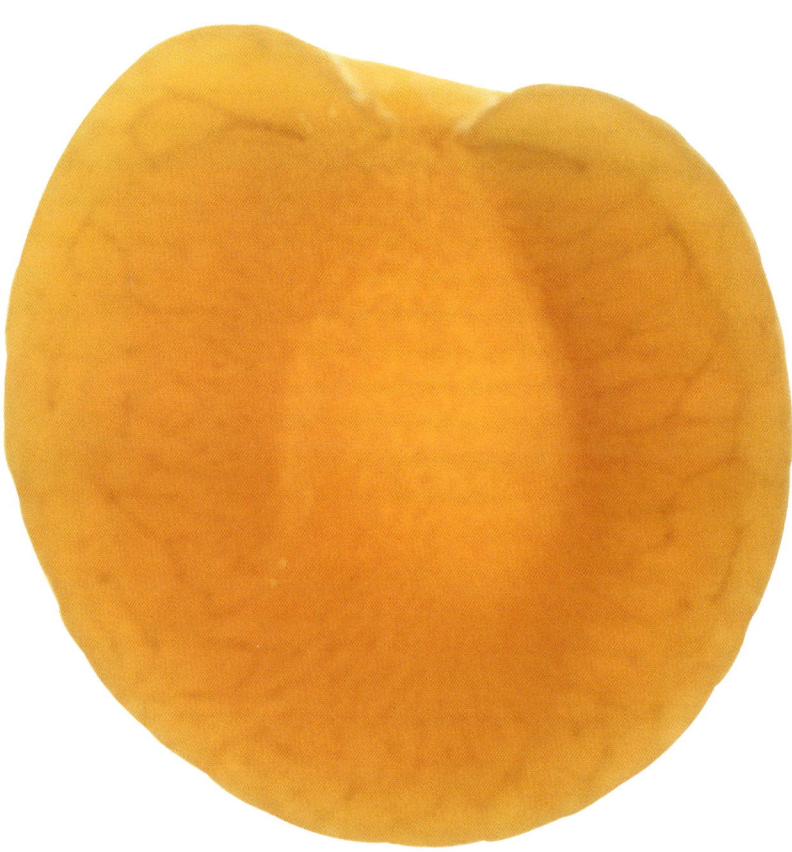

█APRIKOSE █UND KIWI

Die Saftausbeute bei Aprikosen ist nur sehr spärlich, sodass man die dickliche Masse am besten mit dem Saft einer anderen Frucht verdünnt. Hierzu bietet sich zum Beispiel die Kiwi an – das ergibt ein Getränk mit hoher Reinigungskraft, das dem Körper einen echten Energiekick verschafft. Entsaften Sie die Kiwi samt der Schale, denn darin sitzen viele wertvolle Nährstoffe. Aprikosen-Kiwi-Saft wirkt leicht abführend, stimuliert das Immunsystem und gilt als wohltuend für das Verdauungssystem.

4 Aprikosen
1 Kiwi

█ Die Zutaten waschen, dann die Aprikosen entsteinen und entsaften. Die Kiwi je nach Geschmack entweder schälen oder samt Schale ebenfalls im Entsafter verarbeiten. Gleich trinken.
Reich an Betacarotin, Folsäure, Kalzium, Magnesium, Eisen, Kalium, Phosphor, Bioflavonoiden und den Vitaminen C, B_3 und B_5.
Enthält Spuren von Kupfer, Eisen und den Vitaminen B_1, B_2 und B_6.

█APRIKOSE █UND ANANAS

Ebenfalls ein wohl schmeckender, süß-aromatischer Saft, der viele schützende Antioxidanzien enthält und im Verdauungssystem eine milde Reinigungswirkung entfaltet. Hilft bei Erkältungen und soll wertvolle Krebsschutzstoffe besitzen.

4 Aprikosen
1/2 Ananas
1 Zitrone

█ Die Ananas und die Zitrone schälen. Die Aprikosen gründlich waschen und entsteinen. Alles in den Entsafter geben und sofort trinken.
Reich an Betacarotin, Folsäure, Bromelin, Kalzium, Magnesium, Phosphor, Eisen, Kalium und den Vitaminen B_3, B_5 und C.
Enthält Spuren von anderen B-Vitaminen, Kupfer und Zink.

Papaya

▊ PAPAYASAFT ▊ PUR

Als mein Sohn und ich noch in Polynesien lebten, aßen wir jeden Morgen eine zum Frühstück. Abgesehen davon, dass mir die Papayas einen wunderbaren Start in den Tag ermöglichten, wuchsen mir zum ersten Mal in meinem Leben lange, feste Fingernägel! Papayas wirken enorm entgiftend und üben auf das Verdauungssystem eine sehr besänftigende Wirkung aus; außerdem sollen sie den Körper vor Krebs schützen. Papayasaft ist sehr aromatisch, aber unverdünnt wahrscheinlich etwas zu dickflüssig! Seien Sie bei der Zubereitung dieser Früchte vorsichtig, denn die Haut und die Kerne können Juckreiz hervorrufen. Waschen Sie sich anschließend gut die Hände und berühren Sie nach dem Anfassen einer Papaya niemals die Augen. Papayas gehören zu den wenigen Früchten, bei denen ich zum Entfernen der Kerne und zum Schälen rate.

2 Papayas

■ Die Früchte waschen oder schälen, halbieren und die Kerne entfernen. Das Fruchtfleisch in Stücke schneiden, entsaften und sofort genießen.
Reich an Betacarotin, Vitamin C, Kalzium, Papain, Phosphor, Flavonoiden, Magnesium und Kalium.
Enthält Spuren von B-Vitaminen, Eisen und Zink.

▊ PAPAYA ▊ UND INGWER

Diese beiden Zutaten ergeben einen köstlichen Saft mit einem pikanten Aroma, der nicht nur das Immunsystem nachhaltig stimuliert, sondern auch Krebsschutzstoffe enthalten und Alterungserscheinungen vorbeugen soll. Durch Zugabe von Ginseng lassen sich diese Wirkungen noch verstärken.

2 Papayas
Etwa 1 cm Ingwerwurzel

■ Die Früchte waschen oder schälen, halbieren und Kerne entfernen. Die Ingwerwurzel sauber bürsten. Beide Zutaten entsaften, gleich trinken.
Reich an Betacarotin, Vitamin C, Kalzium, Magnesium, Phosphor, Kalium, Papain, und Flavonoiden.
Enthält Spuren von B-Vitaminen, Eisen und Zink.

▊ PAPAYA, ANANAS ▊ UND MANGO

Diese exotische Saftmischung hat ein betörendes Aroma und enthält zwei weitere meiner Lieblingsfrüchte. Durch die Zugabe von Ananas wird die Papaya- und Mangomasse verflüssigt und leichter trinkbar. Alle drei Früchte zusammen haben schützende und antioxidative Eigenschaften und wirken entschlackend und beruhigend auf das Verdauungssystem.

1 Papaya
1 Mango
1/4 Ananas

■ Die Früchte enthäuten und Kerne bzw. Steine entfernen. In Stücke zerteilen, die in den Entsafter passen. Beim Auspressen setzen sich die Säfte im Glas farblich deutlich voneinander ab – rot, orange und gelb. Gut verrühren und sofort trinken.
Reich an Betacarotin, Bromelin, Folsäure, Vitamin C, Kalzium, Phosphor, Flavonoiden, Magnesium und Kalium.
Enthält Spuren von B-Vitaminen, Eisen, Zink und Kupfer.

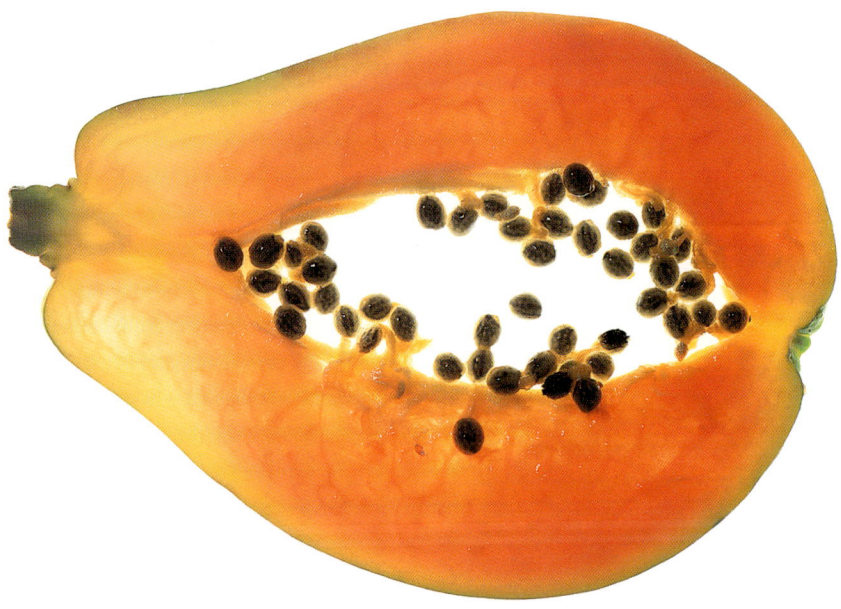

Weintrauben

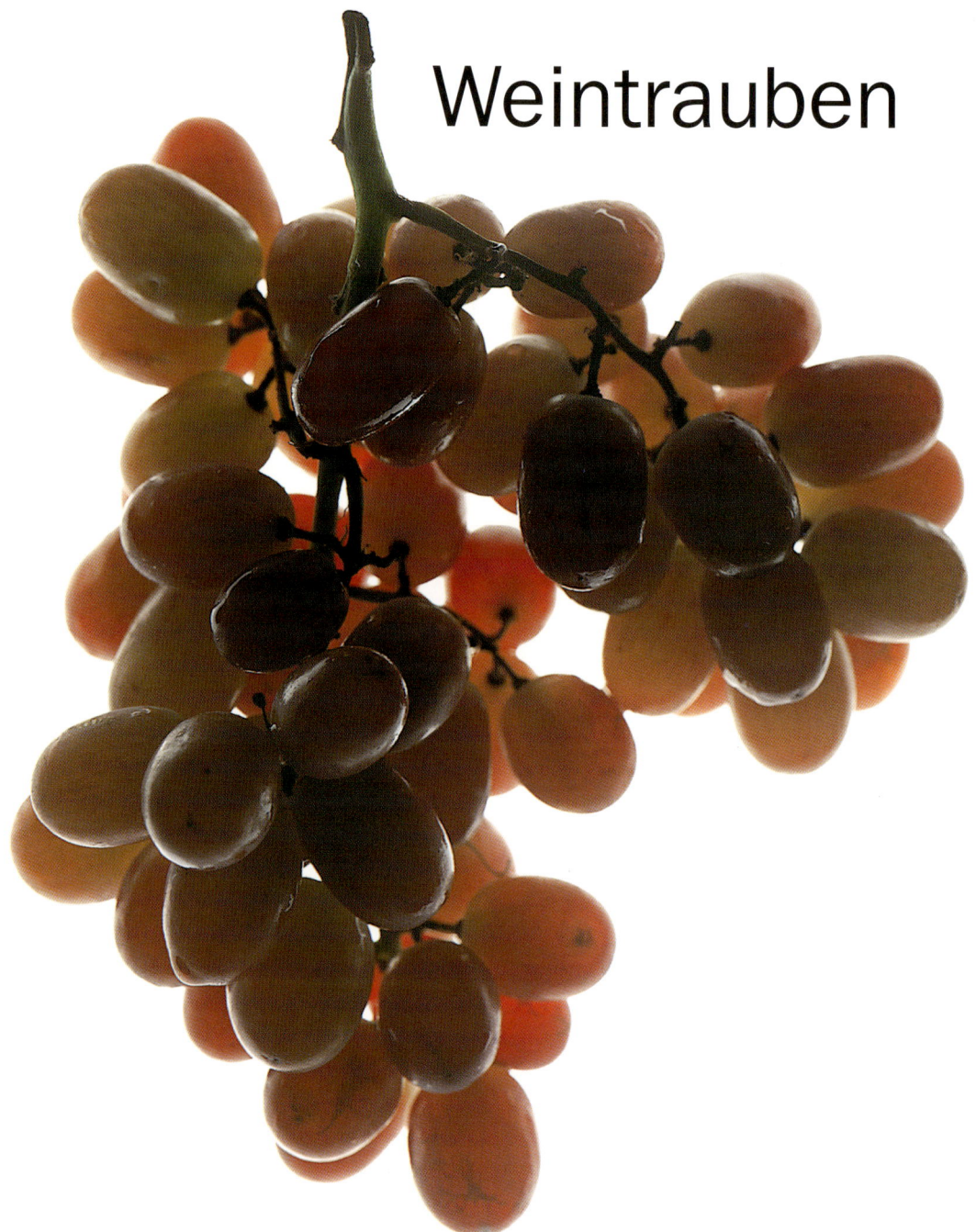

▊ TRAUBENSAFT
▊ PUR

Ein sehr schmackhafter und leicht verdaulicher Saft, prall voll mit energiespendendem Fruchtzucker. Kinder lieben Traubensaft! Die Farbe hängt natürlich davon ab, ob Sie rote oder weiße Trauben verwenden – aber viel wichtiger als die

Farbe ist der Reifegrad, je reifer die Trauben, desto mehr Nährstoffe. Traubensaft ist antioxidativ und stärkend, sodass er Menschen, die sich gerade von einer Krankheit erholen, besonders gut tut.

Eine große Traube roter oder weißer Wein

■ Die Trauben gründlich waschen, von den Stielen trennen und entsaften (einschließlich eventueller Kerne!). Sofort trinken.
Reich an Kalzium, Magnesium, Phosphor, Flavonoiden, Kalium und den Vitaminen C und E.
Enthält Spuren von den Vitaminen B_1, B_2, B_3 sowie Kupfer, Eisen und Zink.

▌TRAUBEN UND
▌PFLAUMEN

Ein köstlicher Saft mit appetitlich roter Farbe. Die Pflaumen fügen dem Getränk noch zusätzliche Antioxidanzien hinzu; zudem wirken sie sehr beruhigend auf das Verdauungssystem und enthalten viel Eisen – sind also gut fürs Blut.

Eine kleine Traube roter Wein
3–4 Pflaumen

■ Die Trauben von den Stielen trennen und waschen, die Pflaumen waschen und entsteinen und alles im Entsafter verarbeiten. Verrühren und gleich trinken.

Reich an Betacarotin, Folsäure, Kalzium, Magnesium, Phosphor, Flavonoiden, Kalium und den Vitaminen C und E.
Enthält Spuren von Vitaminen B_1, B_2 und B_3 sowie Eisen, Kupfer und Zink.

▌TRAUBEN, ANANAS
▌UND APRIKOSEN

Ein köstlicher Saft von hoher Reinigungskraft und voll gepackt mit Antioxidanzien zur Stärkung der Abwehrkräfte. Er wirkt besonders entschlackend auf das Verdauungssystem und besitzt abführende und harntreibende Eigenschaften. Sehr guter Energiespender zum Frühstück.

Eine kleine Traube Wein
1/2 Ananas
2 Aprikosen

■ Die Trauben und die Aprikosen waschen. Die Traubenkerne können Sie mit verarbeiten, aber die Aprikosenkerne müssen entfernt werden. Die Ananas schälen und zerteilen. Alle Zutaten entsaften und sofort trinken.
Reich an Betacarotin, Bromelin, Folsäure, Kalzium, Eisen, Magnesium, Phosphor, Flavonoiden, Kalium und den Vitaminen B_3, B_5, C und E.
Enthält Spuren von anderen B-Vitaminen sowie Kupfer und Zink.

Kirsche

▌KIRSCHSAFT
▌PUR

Kirschsaft ist eine wahre Köstlichkeit – auch wenn die Zubereitung etwas umständlich ist. Wenn Sie sich die Mühe machen, die Früchte einzeln zu entsteinen, können Sie sich auf ein wahrhaft delikates Getränk freuen. Kirschsaft ist ein natürliches Antiseptikum und wird seit langem bei Arthritis und Gicht angewandt. Zudem sollen Kirschen Krebsschutzstoffe enthalten, auch bei Kopfschmerzen und Migräne helfen und eine glatte, weiche Haut fördern.

250 g Kirschen

■ Die Kirschen waschen, entsteinen und durch den Entsafter drücken. Sofort trinken.
Reich an Betacarotin, Folsäure, Vitamin C, Kalzium, Flavonoiden, Magnesium, Phosphor und Kalium.
Enthält Spuren von B-Vitaminen, Eisen und Zink.

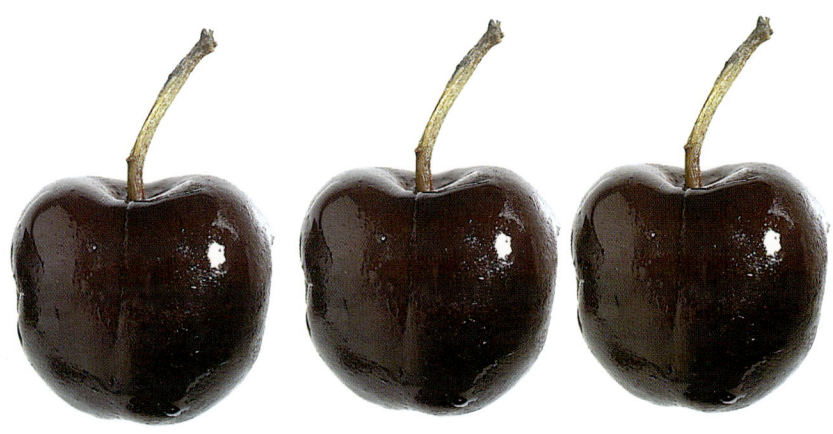

▌KIRSCHE UND
▌NEKTARINEN

Ein absoluter Renner im Sommer – richtig schön dick und von intensiv-fruchtigem Geschmack. Der Saft wirkt reinigend und abwehrstärkend, hilft bei Stress und auch bei Allergien und Kopfschmerzen.

125 g Kirschen
3 Nektarinen

■ Alle Kirschen und die Nektarinen waschen, halbieren und entsteinen. Nach dem Entsaften sofort trinken.
Reich an Betacarotin, Folsäure, Vitamin C, Kalzium, Magnesium, Flavonoiden, Phosphor und Kalium.
Enthält Spuren von B-Vitaminen, Eisen und Zink.

Kiwi

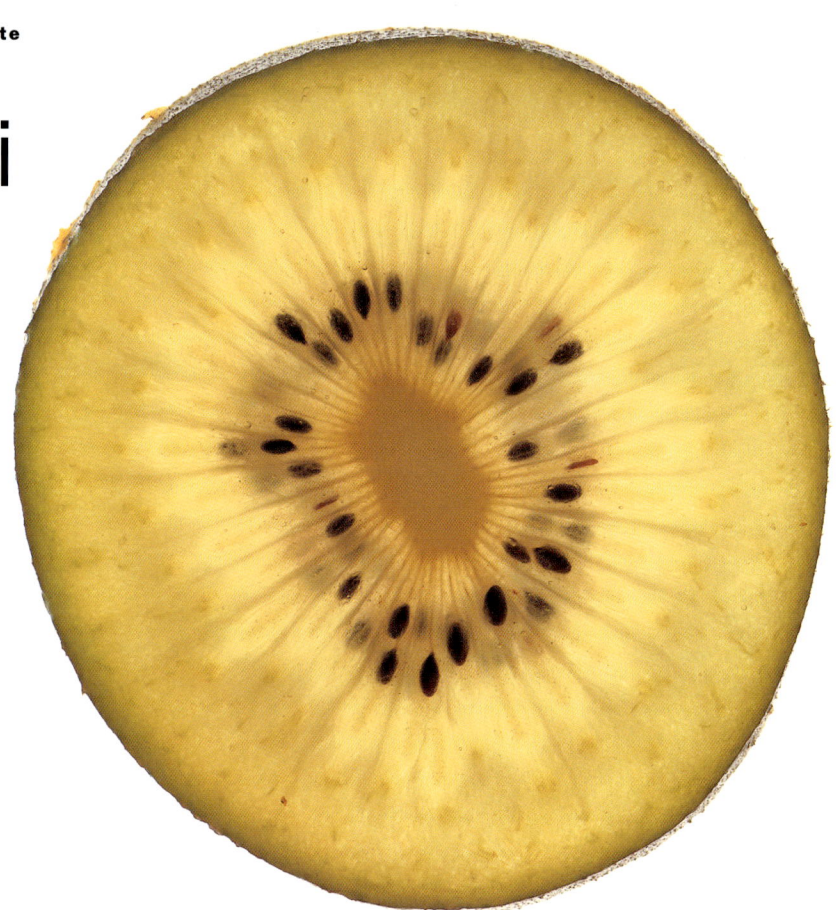

KIWISAFT PUR

Kiwis stecken voller wertvoller Nährstoffe und wirken sowohl energiespendend, als auch entgiftend, stärken das Immunsystem und unterstützen die Verdauung. Im unverdünnten Zustand ist Kiwisaft ebenso köstlich wie als Zusatz zu anderen Säften. Wegen der Nährstoffe werden Kiwis am besten samt ihrer Schale entsaftet.

3 Kiwis

■ Schälen oder nur waschen und halbieren. Nach dem Entsaften sofort trinken.
Reich an Betacarotin, Vitamin C, Magnesium, Kalzium, Phosphor, Bioflavonoiden und Kalium.
Enthält Spuren von B-Vitaminen und Eisen.

KIWI UND BIRNE

Dieser köstliche, dickliche Saft ist ansprechend hellgrün und schmeckt wunderbar süß mit einem leicht bitteren Nachgeschmack. Er wirkt sehr reinigend, stimuliert das Immunsystem und ist leicht harntreibend.

1 Kiwi
1 große Birne

■ Waschen und in geeignet große Stücke schneiden, entsaften und gleich trinken.
Reich an Betacarotin, Folsäure, Vitamin C, Kalzium, Pektin, Magnesium, Bioflavonoiden, Phosphor und Kalium.
Enthält Spuren von B-Vitaminen, Eisen, Kupfer, Mangan und Zink.

KIWI-COCKTAIL

Ein dickflüssiger, grünlicher Saft, der viel Energie spendet und den Körper von innen reinigt. Wirkt sich positiv auf die Haut aus und ist gut gegen Falten.

3 Kiwis
eine Hand voll Trauben
1 Apfel
1 Banane

■ Apfel und Trauben waschen. Apfel und Kiwis kleinschneiden. Banane schälen und als Erstes entsaften, gefolgt von Kiwis, Trauben und Äpfeln. Verrühren und gleich trinken.
Reich an Betacarotin, Folsäure, Pektin, Kalzium, Magnesium, Phosphor, Kalium und den Vitaminen C und E.
Enthält Spuren von B-Vitaminen, Eisen und Zink.

Mango

▌MANGOSAFT
▌PUR

Bei diesem Saft verhält es sich ähnlich wie beim Papayasaft – er ist so dick und konzentriert, dass man ihn regelrecht löffeln kann. Mango ist reich an Antioxidanzien und daher gesundheitlich rundum sehr wertvoll – und soll sogar bestimmten Krebsarten entgegenwirken. Der Saft ist blutreinigend und gut für die Nieren. Wegen seiner dickflüssigen Konsistenz wird er normalerweise mit anderen Säften gemischt, aber pur ist er ein himmlischer Genuss.

2–3 Mangos

■ Die Früchte schälen, das Fruchtfleisch vom Stein abschneiden und entsaften. Gut aufrühren und sofort trinken.
Reich an Betacarotin, Vitamin C, Kalzium, Magnesium und Kalium.
Enthält Spuren von B-Vitaminen, Kupfer, Eisen und Zink.

▌MANGO-
▌COCKTAIL

Ein gehaltvolles, köstliches Getränk von gelb-grüner Farbe und eher dickflüssiger Beschaffenheit. Prall voll mit Antioxidanzien, aktiviert dieser Saft nicht nur die körpereigenen Abwehrkräfte, sondern sorgt auch für schöne Haut.

1 Mango
1 Banane
1 Kiwi
2 Äpfel

■ Die Mango schälen und das Fruchtfleisch vom Stein trennen. Die Banane schälen und die Äpfel sowie die Kiwi sauber bürsten (oder schälen). Entsaften und gleich trinken – dabei zwischendurch immer mal verrühren, weil die schwereren Bestandteile sich absetzen.

Reich an Betacarotin, Folsäure, Pektin, Kalzium, Magnesium, Phosphor, Kalium, Bioflavonoiden und den Vitaminen B_3, C und E.
Enthält Spuren von B-Vitaminen, Eisen, Mangan, Kupfer und Zink.

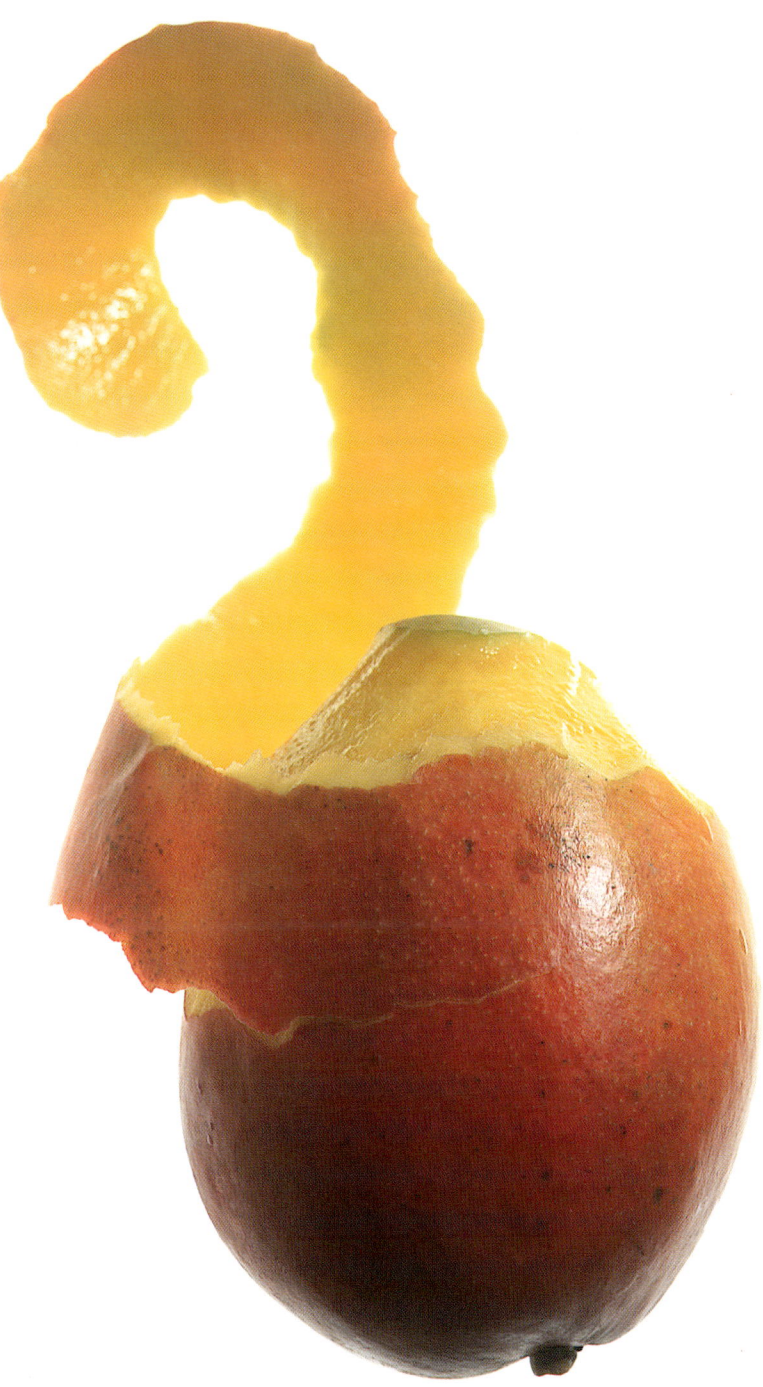

Melone

■■ MELONENSAFT PUR

Da Melonen einen hohen Wasseranteil haben, können sie den Körper ruck, zuck passieren und ihn dabei wunderbar entschlacken und mit Flüssigkeit versorgen. Gleichzeitig wirken sie Bläh- und Völlegefühlen entgegen.

1 kleine Melone

■ Die Melone schälen und zerteilen. Samt der Kerne entsaften und sofort trinken.
Reich an Betacarotin, Folsäure, Vitamin C, Kalzium, Chlor, Magnesium, Phosphor und Kalium.
Enthält Spuren von B-Vitaminen, Eisen, Zink, Vitamin E und Kupfer.

■■ MELONE UND TRAUBEN

Ein süß-aromatischer Saft, dessen Qualität von der Art der Melone abhängt. Ogen- und Galia-Melonen ergeben die beste Mischung. Melonensaft wirkt allgemein reinigend und stärkend.

1/2 Melone
Eine kleine Traube Wein

■ Die Melonenschale abschneiden und das Fruchtfleisch in kleinere Stücke zerteilen, die in den Entsafter passen. Die Kerne brauchen nicht entfernt zu werden. Die Trauben abtrennen, waschen und ebenfalls entsaften. Sofort trinken.
Reich an Betacarotin, Folsäure, Kalzium, Magnesium, Phosphor, Kalium und den Vitaminen C und E.
Enthält Spuren von B-Vitaminen, Eisen, Zink und Kupfer.

■■ MELONE UND PFLAUME

Ein prima Energiespender mit hohem Eisengehalt – daher gut geeignet für Frauen während der Menstruation.

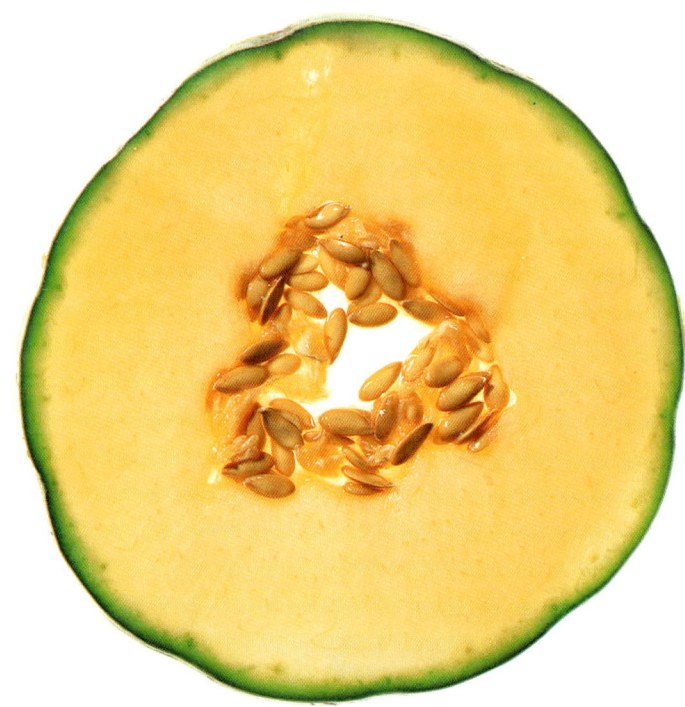

1/2 Melone
1 Pflaume
1 Kiwi
1 Banane

■ Die Melone mit einem Messer schälen und das Fruchtfleisch in kleinere Stücke schneiden (die Kerne können drin bleiben). Die Pflaume waschen, halbieren und den Stein entfernen. Die Banane schälen. Die Kiwi sauber bürsten und halbieren. Ich lasse die Haut meistens dran, weil sie besonders nährstoffreich ist, aber wer den leicht bitteren Geschmack nicht mag, sollte sie entfernen. Den Saft sofort trinken.
Reich an Betacarotin, Folsäure, Kalzium, Magnesium, Phosphor, Kalium und Vitaminen C und E.
Enthält Spuren von B-Vitaminen, Kupfer, Eisen und Zink.

■■ MELONE UND ERDBEERE

Ein Saft, der nicht nur stark antioxidativ ist, sondern auch Viren bekämpfen und Krebs vorbeugen kann und zudem noch Arthritis entgegenwirkt. Er ist rosafarben und cremig, wenn Sie eine Ogen- oder Galia-Melone verwenden, schmeckt er besonders aromatisch.

1/4 Melone
1 Schale Erdbeeren

■ Die Erdbeeren waschen und die Melone schälen und zerteilen. Die Früchte samt Kernen entsaften und sofort genießen.
Reich an Betacarotin, Folsäure, Biotin, Kalzium, Chlor, Magnesium, Phosphor, Kalium und den Vitaminen E, C und K.
Enthält Spuren von B-Vitaminen, Kupfer, Eisen und Zink.

Pfirsich

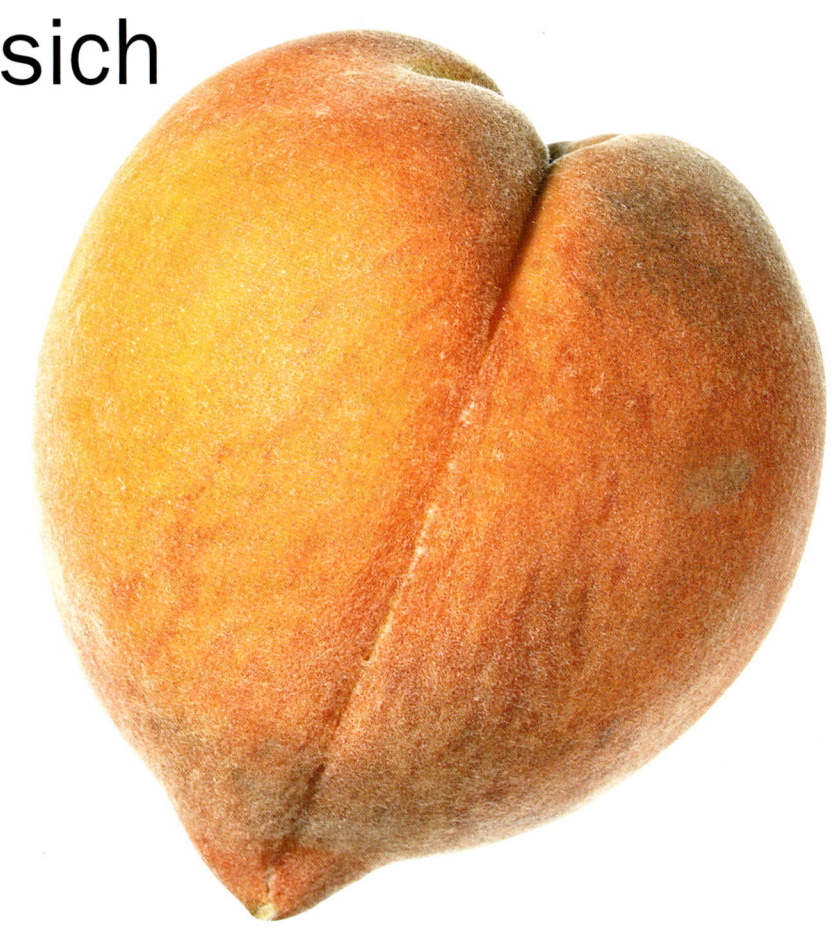

▌PFIRSICHSAFT
▌PUR

Wenn man Pfirsiche entsaftet, ergibt sich ein dickflüssiges, wunderbar süßes Getränk – wichtig ist allerdings, dass Sie immer nur reife Früchte verwenden. Diese wirken vor allem auf Nieren und Blase sehr entschlackend und schenken zudem viel Energie. Pfirsiche haben mild abführende und harntreibende Eigenschaften, wirken aber gleichzeitig beruhigend auf das Verdauungssystem. Sie sind somit sehr geeignet, den Körper zu entgiften und dabei zu stärken. Für einen kleinen, gehaltvollen Saft brauchen Sie nur wenige Zutaten:

3 Pfirsiche

■ Die Früchte waschen, halbieren und die Steine entfernen. In Stücke zerteilen, entsaften und sofort trinken.
Reich an Betacarotin, Folsäure, Kalzium, Magnesium, Phosphor, Kalium und den Vitaminen B_3 und C.
Enthält Spuren von B-Vitaminen, Kupfer, Eisen und Zink.

▌PFIRSICH
▌UND KAKI-FRUCHT

Dieser dickflüssige, hell-orangefarbene Saft ist ein wahrer Göttertrank – vorausgesetzt, Sie verwenden reife Früchte. Ähnlich wie Pfirsiche enthalten Kaki-Früchte sehr viel Betacarotin und Vitamin C; zusammen wirken die beiden mit ihren Schutzstoffen ungemein stärkend auf das Immunsystem.

1 Pfirsich
1 Kaki-Frucht

■ Die Früchte waschen und den Pfirsich entsteinen. Entsaften, gut verrühren und gleich genießen.
Reich an Betacarotin, Folsäure, Kalzium, Magnesium, Phosphor, Kalium und den Vitaminen B_3 und C.
Enthält Spuren von B-Vitaminen, Kupfer, Eisen und Zink.

Orange

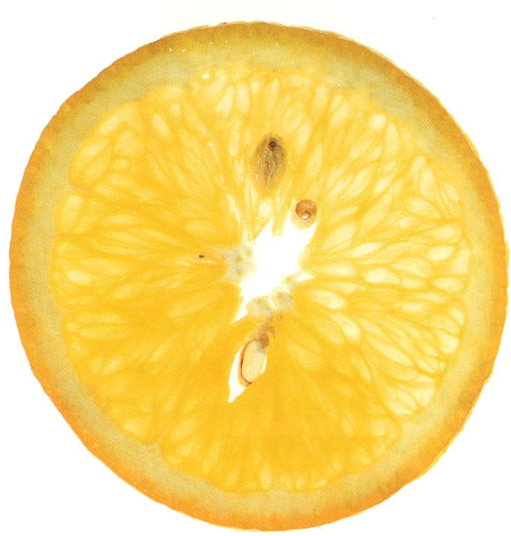

ORANGENSAFT PUR

Der beliebteste Fruchtsaft – ein starkes Tonikum und enorm antioxidativ. Orangensaft stimuliert Herz, Kreislauf und Verdauung und wirkt Verstopfung entgegen. Allzu große Mengen dieses säurehaltigen Saftes können allerdings das Säure-Basen-Gleichgewicht des Körpers stören, daher sollte man ihn höchstens alle zwei Tage trinken.

3 Orangen

■ Für eine Zitruspresse schneiden Sie die Orangen einfach zur Hälfte durch und pressen sie aus. Für den Entsafter müssen Sie die Früchte schälen und möglichst viel von der weißen Innenhaut entfernen. Den Saft sofort trinken.
Reich an Betacarotin, den Vitaminen B_1, B_6 und C, Folsäure, Kalzium, Magnesium, Eisen, Phosphor und Kalium.
Enthält Spuren von anderen B-Vitaminen, Vitamin E und Zink.

ORANGE UND KAROTTE

Ergibt einen Saft von kräftig orangegelber Farbe. Beide Zutaten wirken stark antioxidativ, wobei die Karotten die Säure der Orangen angenehm ausgleichen. Sehr reinigend und energievoll, aktiviert die Abwehrkräfte gegen Infektionen und fördert den Zellstoffwechsel.

2 Orangen
3 Karotten

■ Die Orangen schälen und die Karotten sauber schrubben. Gleich nach dem Entsaften trinken. Wenn Ihnen die Mischung zu süß ist, können Sie einige Minzeblätter hinzufügen.
Reich an Betacarotin, den Vitaminen B_1, B_6 und C, Folsäure, Eisen, Kalzium, Magnesium und Kalium.
Enthält Spuren von anderen B-Vitaminen, Vitamin E und Zink.

FRÜHSTÜCKS-SAFT

Dieser Saft sorgt gleich am Morgen für einen kräftigen Energieschub – er ist stark antioxidativ, süß und reinigend.

1 Scheibe Ananas
1 Nektarine
2 Orangen

■ Die Orangen und die Ananasscheibe schälen und in Stücke zerteilen. Die Nektarine waschen und den Stein entfernen. Die Orange als letzte Zutat entsaften. Verrühren und sofort trinken.
Reich an Betacarotin, Bromelin, Folsäure, Kalzium, Magnesium, Eisen, Phosphor, Kalium und den Vitaminen B_6 und C.
Enthält Spuren von anderen B-Vitaminen, Vitamin E und Zink.

ORANGE UND BANANE

Ebenfalls ein perfektes Aufwach-Getränk – die Banane spendet besonders viel Energie und mildert die Orangensäure. Aus den antiseptischen Eigenschaften der Orange in Verbindung mit den anti- biotischen der Banane ergibt sich ein wahrer Gesundbrunnen mit hoher Schutzwirkung für den Körper.

4 Orangen
1 Banane

■ Die Banane und die Orangen schälen, von letzteren die weiße Innenhaut abpellen. Zuerst die Banane und danach die Orangen entsaften. Aufrühren und gleich trinken.
Reich an Betacarotin, Eisen, Folsäure, Kalzium, Magnesium, Phosphor, Kalium und den Vitaminen B_1, B_6, K und C.
Enthält Spuren von anderen B-Vitaminen, Vitamin E und Zink.

ORANGE UND GRAPEFRUIT

Eine wahre Vitamin-C-Bombe, die das Immunsystem nachhaltig stimuliert. Dieser Saft hat aber eine deutlich bittere Geschmacksnote.

1 Grapefruit
2 Orangen

■ Die Früchte schälen und die weiße Innenhaut entfernen. In Stücke schneiden, entsaften und sofort trinken.
Reich an Betacarotin, Folsäure, Kalzium, Magnesium, Phosphor, Eisen, Kalium und den Vitaminen B_1, B_6 und C.
Enthält Spuren von anderen B-Vitaminen, Vitamin E, Mangan, Kupfer und Zink.

Mandarine

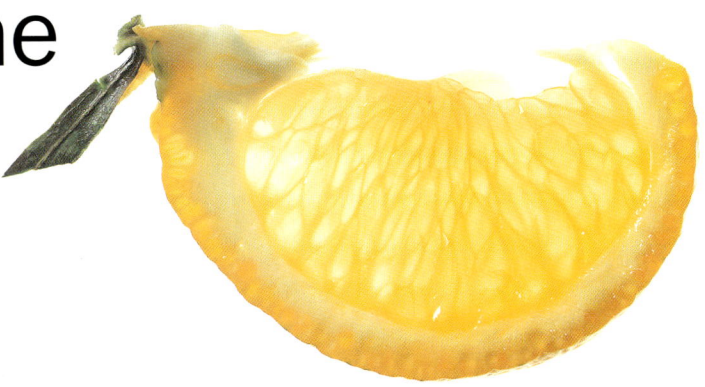

MANDARINENSAFT PUR

Mandarinen sind süßer als Orangen und werden deshalb von Kindern bevorzugt. Auch Mandarinensaft liefert eine gute Schutzwirkung und dem Körper viel Energie. Der zusätzliche Ingwer stimuliert den Kreislauf und wirkt allgemein wärmend – ein perfekter Start an kühlen Tagen.

6 Mandarinen
Etwa 1 cm Ingwerwurzel

■ Die Mandarinen schälen und die Schale der Ingwerwurzel etwas abraspeln. Beide Zutaten entsaften und gleich trinken.
Reich an Betacarotin, Folsäure, Kalzium, Magnesium, Phosphor, Kalium und den Vitaminen B_6 und C.
Enthält Spuren von anderen B-Vitaminen, Vitamin E und Zink.

Nektarine

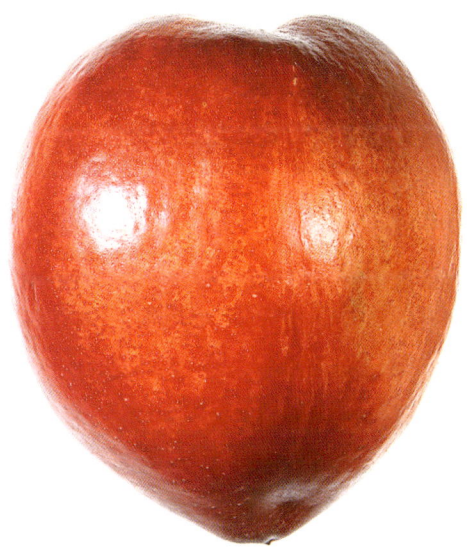

NEKTARINENSAFT PUR

Ähnlich wie Pfirsichen lässt sich auch Nektarinen nur recht wenig Saft entlocken – meistens werden sie daher mit anderen Früchten verarbeitet, die einen höheren Wassergehalt haben. Sie lassen sich jedoch durchaus auch pur genießen. Der Saft ist ähnlich süß und dick wie beim Pfirsich. Auch Nektarinen wirken entgiftend und aktivieren das Immunsystem.

4 Nektarinen

■ Die Früchte sorgfältig unter fließendem Wasser abwaschen und die Steine entfernen. Nach dem Entsaften sofort trinken.
Reich an Betacarotin, Folsäure, Vitamin C, Kalzium, Magnesium, Phosphor und Kalium.
Enthält Spuren von B-Vitaminen, Eisen und Zink.

NEKTARINE UND ANANAS

Die Süße der Nektarinen und der Ananas verbinden sich zu einer gehaltvollen, cremigen Mischung. Die Passionsfrucht verleiht diesem reinigenden, energiegeladenen Saft eine ungewöhnliche Note und mildert die Süße etwas ab.

2 Nektarinen
1/4 einer großen Ananas
1 Passionsfrucht

■ Die Nektarinen waschen und die Steine entfernen. Die Ananas schälen und in kleinere Stücke zerschneiden. Die Passionsfrucht aushöhlen. Alle Zutaten entsaften, verrühren und gleich trinken.
Reich an Betacarotin, Bromelin, Folsäure, Vitamin C, Kalzium, Magnesium, Phosphor und Kalium.
Enthält Spuren von B-Vitaminen, Eisen und Zink.

Wassermelone

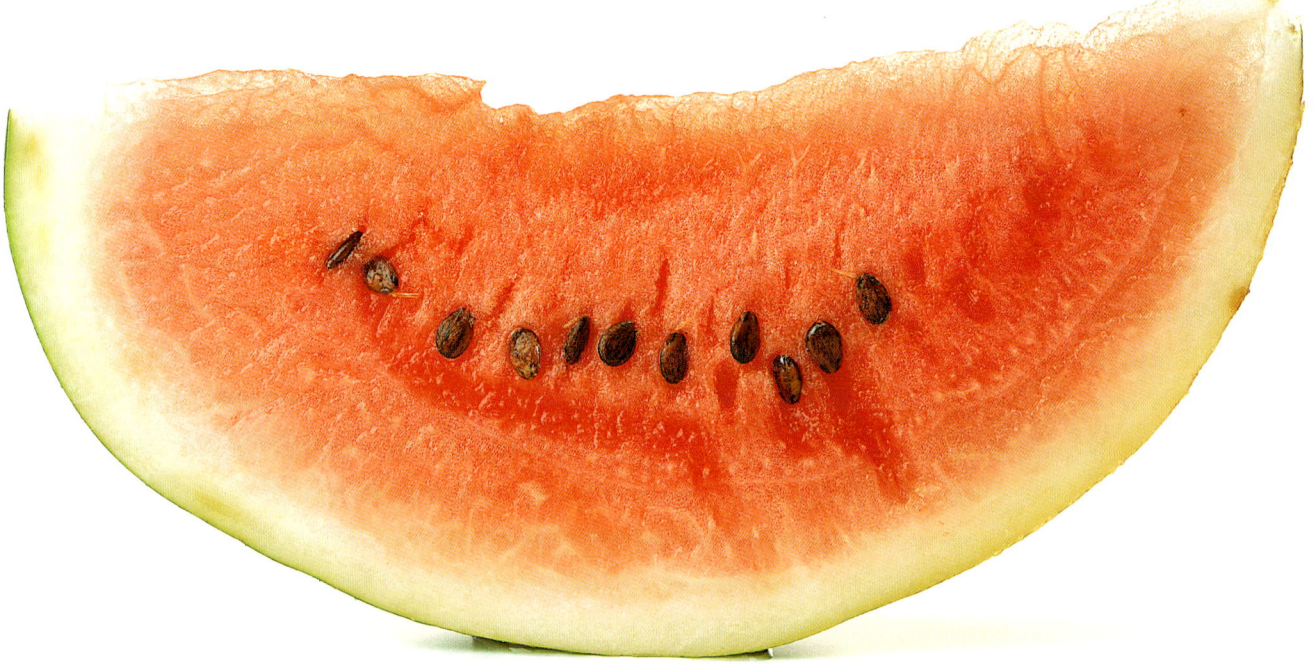

■■ MELONENSAFT PUR

Wassermelonen auspressen kann – buchstäblich – zu einer recht spritzigen Angelegenheit werden. Aufgrund ihres hohen Wassergehaltes bringen sie den Entsafter leicht zum Überlaufen und beim Einfüllen werden die Kerne oft durch die Gegend gewirbelt. Der erfrischende, süße Saft hilft gegen Harnverhaltung und Völlegefühl und wirkt beruhigend auf Geist und Seele.

1/6 Wassermelone

■ Die Schale entfernen, aber die Kerne drin lassen. Fruchtfleisch zerteilen, entsaften und sofort trinken.
Reich an Betacarotin, Vitaminen C und B_5, Folsäure, Kalzium, Magnesium, Phosphor und Kalium.
Enthält Spuren von B-Vitaminen, Eisen und Zink.

■■ WASSERMELONE UND BROMBEEREN

Durch Zugabe von Beeren entsteht ein stark reinigender Saft, der das Immunsystem stimuliert und sich durch eine dunkelrote Farbe und eine aparte Süße auszeichnet.

1/8 Wassermelone
1 Schale Brombeeren

■ Die Brombeeren sorgfältig waschen und dann entsaften. Die Wassermelone von der Rinde befreien, das Fruchtfleisch in kleinere Stücke schneiden und ebenfalls entsaften. Den Saft aufrühren und gleich trinken.
Reich an Betacarotin, Vitaminen C, E und B_5, Folsäure, Natrium, Kalzium, Magnesium, Phosphor und Kalium.
Enthält Spuren von B-Vitaminen, Kupfer, Eisen und Zink.

■■ WASSERMELONE UND KIRSCHEN

Ein köstlicher, dunkelroter Saft voller Süße, der sehr gut für die Haut ist und Stress entgegenwirkt.

1/6 Wassermelone
125 g Kirschen

■ Die Kirschen unter fließendem Wasser gründlich waschen und danach entsteinen. Die Rinde von der Wassermelone entfernen und das Fruchtfleisch zerkleinern. Die nährstoffreichen. Kerne nicht herauspulen – sie sind ein wichtiger Bestandteil dieses Gesundheitsdrinks. Alles entsaften und sofort genießen.
Reich an Betacarotin, Vitaminen C und B_5, Folsäure, Kalzium, Magnesium, Phosphor und Kalium.
Enthält Spuren von B-Vitaminen, Eisen und Zink.

Banane

Streng genommen lassen sich Bananen eigentlich gar nicht entsaften, sondern nur zu einer zähflüssigen Masse verarbeiten. Beim Auspressen entsteht ein dicklicher Brei, der sofort auf den Boden des Glases sinkt und gut aufgerührt werden muss. Süße und Aroma der Banane sind jedoch so köstlich, dass sie in vielen Rezepten als Zutat auftaucht, um die Herbheit oder Säure anderer Früchte abzumildern. Die Banane senkt den Cholesterinspiegel, liefert enorm viel Energie und wirkt zudem antibiotisch. Verwenden Sie aber stets nur reife Bananen, deren Schale bereits braun gefleckt ist und die sie ohnehin nicht mehr so gern „aus der Hand" essen würden.

▮ BANANE UND MELONE

Ein zuckersüßer, reinigender und energiegeladener Saft, der zum Frühstück vor allem von Kindern mit Begeisterung getrunken wird. Bananen und Melonen müssen gut ausgereift sein!

2 Bananen
1/2 Melone
1 Apfel

■ Den Apfel waschen und die Bananen und die Melone schälen. Eine Banane durch den Entsafter drücken, danach ein paar Melonenstücke, gefolgt von der zweiten Banane. Anschließend die übrigen Zutaten verarbeiten. So bekommen Sie am meisten Flüssigkeit aus den Bananen heraus. Den Saft verrühren und gleich trinken.
Reich an Betacarotin, Folsäure, Kalzium, Magnesium, Phosphor, Kalium, den Vitaminen C und K.
Enthält Spuren von anderen B-Vitaminen, Eisen und Zink.

▮ BANANE, KIWI UND APFEL

Durch den ausgepressten Bananenbrei wird dieses Kiwi-Apfel-Gemisch zu einem grünlichen Saft von cremiger Beschaffenheit, der viel Energie spendet, das Verdauungssystem anregt und stark antioxidative Eigenschaften aufweist.

2 Bananen
2 Kiwis
1 Apfel

■ Bananen schälen und als Erstes im Entsafter verarbeiten. Dann den Apfel und die Kiwis schälen und in Stücke schneiden. Nach dem Entsaften gleich trinken.
Reich an Betacarotin, Folsäure, Kalzium, Magnesium, Phosphor, Kalium, den Vitaminen C und E.
Enthält Spuren von anderen B-Vitaminen, Eisen und Zink.

▮ BANANE, ANANAS UND PREISELBEERE

Die Süße der Banane gleicht den herben Geschmack der Preiselbeeren gut aus. Auch dieser Saft strotzt vor guten Eigenschaften: Die Preiselbeeren reinigen die Nieren und Blase, wirken Infektionen der Harnwege entgegen und sollen außerdem Krebsschutzstoffe enthalten. Banane und Ananas sind stark reinigend. Obwohl Bananen als große Energiespender gelten, können sie auch den Schlaf fördern. Daher eignet sich dieser Saft auch als Schlaftrunk – vor allem, wenn Sie unter Beschwerden der Niere oder der Harnwege leiden.

1/2 Schale Preiselbeeren
Eine dicke Scheibe Ananas
2 Bananen

■ Die Preiselbeeren gründlich waschen und von den Stielen befreien. Die Ananas und die Bananen schälen und in kleinere Stücke schneiden. Nach dem Entsaften gut aufrühren und gleich trinken.
Reich an Betacarotin, Folsäure, Bromelin, Kalzium, Magnesium, Phosphor, Kalium und den Vitaminen C und E.
Enthält Spuren von anderen B-Vitaminen, Eisen und Zink.

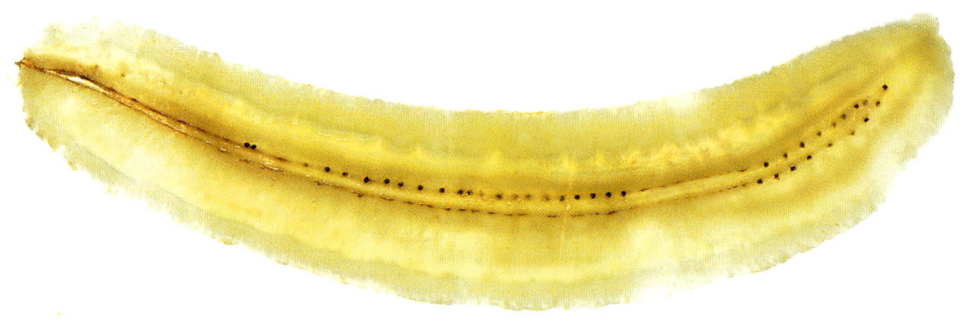

Ananas

▌ANANASSAFT
▌PUR

Frischer Ananassaft ist wunderbar süß und dickflüssig und hat ein herrliches Aroma. Die Frucht enthält reichlich natürlichen Fruchtzucker und spendet daher viel Energie, außerdem stimuliert sie die Heilungskräfte des Körpers und regt die Zellerneuerung an – abgesehen von ihrer verdauungsfördernden Wirkung. Kaufen Sie stets nur gut ausgereifte Früchte und entfernen Sie vor dem Entsaften nur die stacheligen Außenblätter und die Schale.

1/3 Ananas

■ Die dicke Außenschale abschälen und zusammen mit den Blättern wegwerfen. Das Fruchtfleisch samt Kern in kleinere Stücke zerschneiden. Den Saft sofort genießen.
Reich an Betacarotin, Folsäure, Vitamin C, Bromelin, Kalzium, Magnesium, Phosphor und Kalium.
Enthält Spuren von B-Vitaminen, Eisen und Zink.

▌ANANAS, BANANE
UND APFEL

Ein hellgelber Saft von cremiger Konsistenz – wunderbar süß und dickflüssig. Banane und Ananas sind beide ausgesprochen energiereich, sodass sich dieser Saft besonders zum Frühstück eignet. Er ist sehr reinigend, unterstützt die Verdauungsfunktionen und senkt den Cholesterinspiegel.

1 dicke Scheibe Ananas
1 Banane
1 Apfel

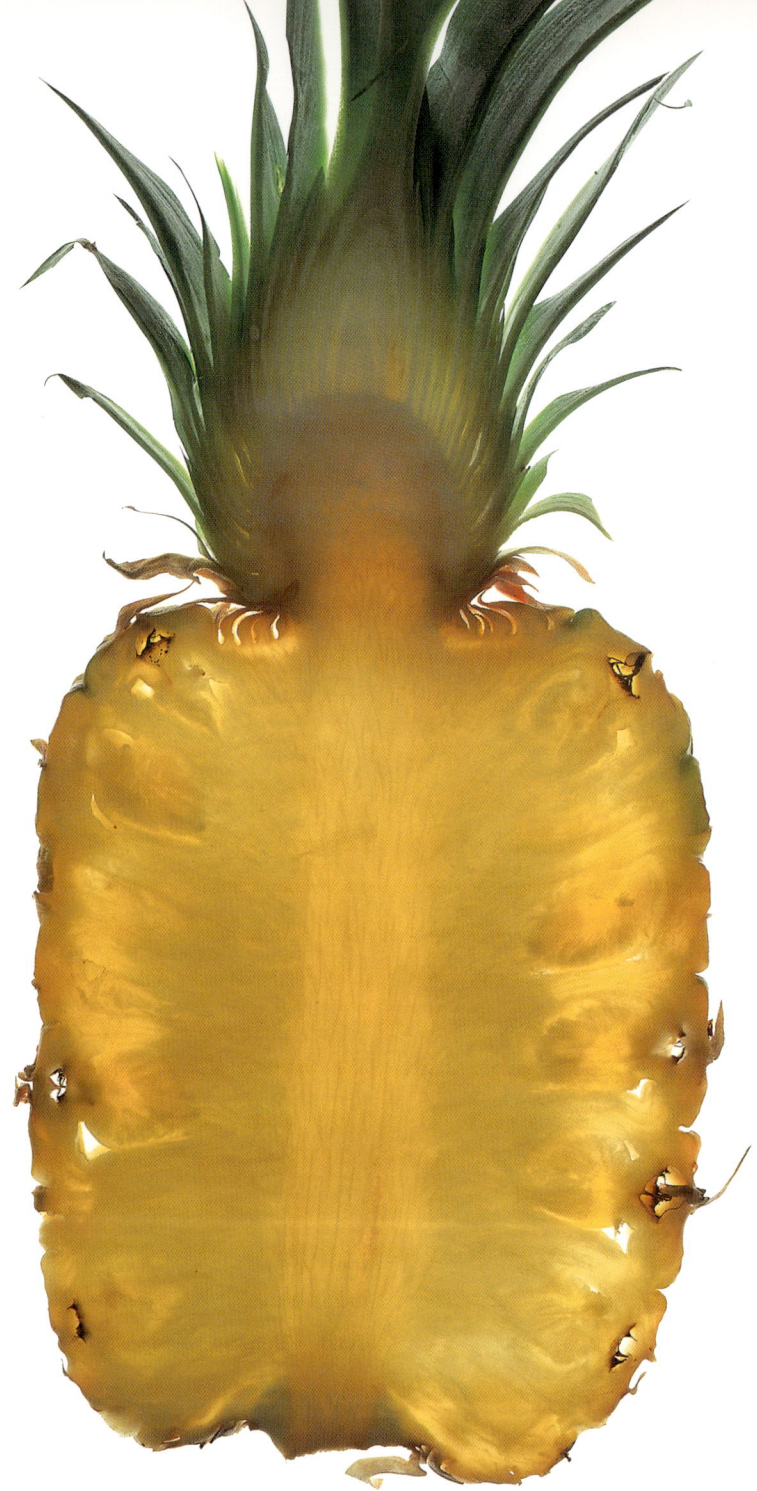

■ Die Ananasschale wegschneiden und das Fruchtfleisch zerteilen. Den Apfel waschen und die Banane schälen. Zuerst die Banane und zum Schluss den Apfel durch den Entsafter drücken. Verrühren und sofort genießen. Während des Trinkens den Saft mehrmals umrühren, da sich der Bananenanteil leicht am Boden absetzt.
Reich an Betacarotin, Folsäure, Pektin, Bromelin, Kalzium, Magnesium, Phosphor, Kalium und den Vitaminen B_6, C und K.
Enthält Spuren von anderen B-Vitaminen, Eisen und Zink.

Pflaume

▌▌PFLAUMENSAFT PUR

Dieser wohlschmeckende, aromatische Saft hat eine unverwechselbare goldgelbe Farbe und eine stark antioxidative Wirkung. Aufgrund des hohen Eisengehaltes ist er allgemein sehr gesundheitsförderlich, wirkt Anämie entgegen, kräftigt das Blut und regt die Verdauung an.

5–6 Pflaumen

■ Die Früchte waschen, halbieren und die Steine entfernen. Den Saft sofort nach dem Zubereiten trinken.
Reich an Betacarotin, Folsäure, Kalzium, Magnesium, Phosphor, Kalium und den Vitaminen C und E.
Enthält Spuren von B-Vitaminen und Eisen.

▌▌PFLAUME, ANANAS UND KIWI

Ein Saft mit hoher Schutz- und Reinigungswirkung, prall voll mit Vitamin C – und von hervorragendem Geschmack. Die Kiwischale können Sie mit verarbeiten, wenn Sie einen mild bitteren Nachgeschmack schätzen; wem es jedoch einfach nach einem süßen Saft gelüstet, sollte sie entfernen. Dieser Drink hat antioxidative Eigenschaften und wirkt beruhigend auf das Verdauungssystem – vor allem nach Magenverstimmungen.

2 Pflaumen
1 dicke Scheibe Ananas
1 Kiwi

■ Die Ananas schälen und das Fruchtfleisch in kleinere Stücke schneiden. Die Pflaumen waschen und entsteinen und die Kiwi mit oder ohne Schale hal-

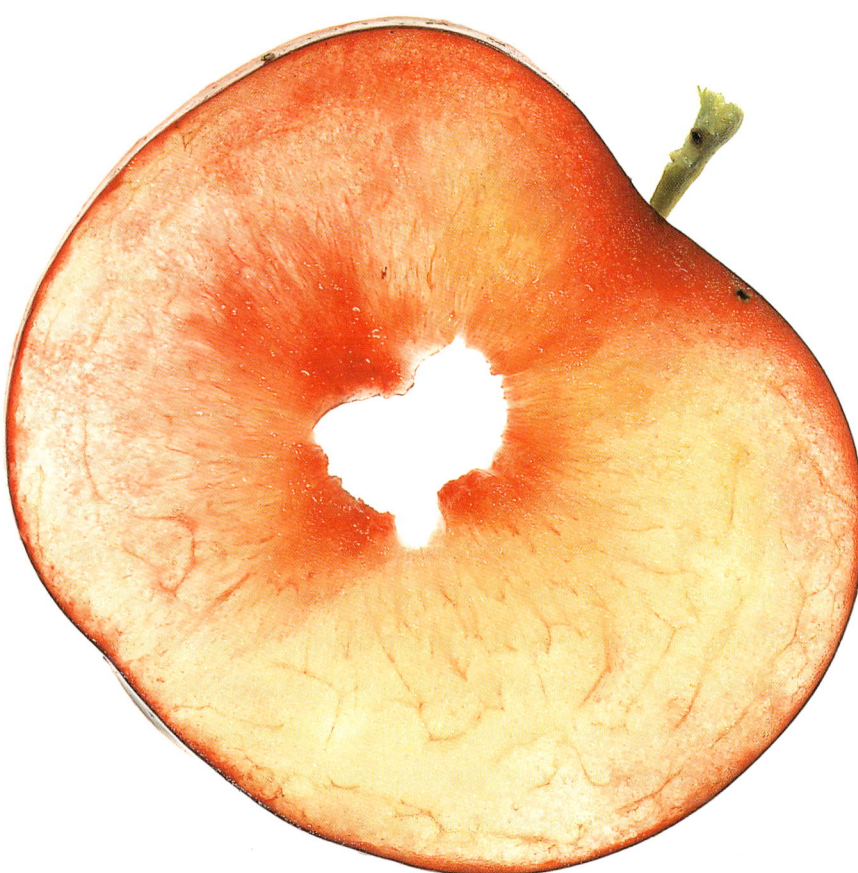

bieren. Alles entsaften und gleich trinken, ehe sich die wertvollen Nährstoffe verflüchtigen.
Reich an Betacarotin, Folsäure, Bromelin, Kalzium, Magnesium, Phosphor, Kalium und den Vitaminen C und E.
Enthält Spuren von B-Vitaminen und Eisen.

▌▌PFLAUME, APFEL UND FEIGE

Dieser bläuliche, köstlich süße Saft ist so dickflüssig, dass man ihn fast als Fruchtbrei bezeichnen könnte. Er hilft sehr gut bei Verstopfung und bringt das Verdauungssystem wieder ins Gleichgewicht. Achten Sie darauf, dass die Feigen reif sind!

2 Pflaumen
1 Apfel
2–3 Feigen

■ Die Feigen halbieren, das Fruchtfleisch mit einem Löffel herausholen und als erste Zutat entsaften. Anschließend die gewaschenen und entsteinten Pflaumen und den gewaschenen Apfel verarbeiten. Gut verrühren und sofort trinken.
Reich an Betacarotin, Folsäure, Pektin, Kalzium, Eisen, Magnesium, Phosphor, Kalium und den Vitaminen C und E.
Enthält Spuren von B-Vitaminen, Zink und Kupfer.

Himbeere

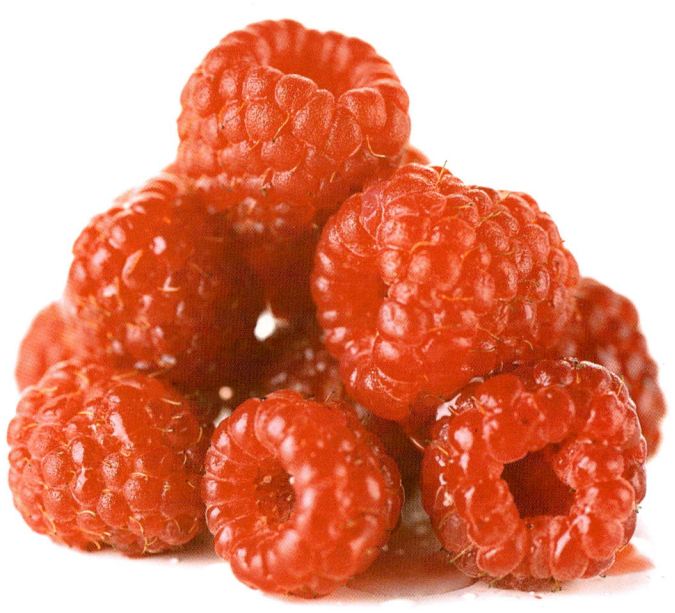

▌HIMBEERSAFT
▌PUR

Ein köstlicher Saft – sehr aromatisch, aber dabei nicht zu süß! Aufgrund seiner Dickflüssigkeit wird er allerdings meistens als Zutat in Saftcocktails verwendet. Himbeeren alleine geben nämlich nicht viel Saft her, sodass es sich nur lohnt, wenn diese Früchte gerade Saison haben und besonders preiswert sind und Sie eine Menge davon verarbeiten können. Himbeeren sind prall voll mit Antioxidanzien und daher sehr gesundheitsförderlich – und bekannt für ihre krampflösende Wirkung bei Regelbeschwerden.

2 Schalen Himbeeren

■ Die Beeren waschen, entsaften und gleich genießen.
Reich an Betacarotin, Biotin, Chlor, Kalzium, Eisen, Magnesium, Phosphor, Kalium und Vitamin C.
Enthält Spuren von B-Vitaminen, Vitamin E und Kupfer.

▌HIMBEERE
▌UND QUITTE

Diese Mischung ist besonders heilsam bei Magen- und Verdauungsstörungen. Auch bei der Quitte ist die Saftausbeute nicht sehr groß – sie muss voll ausgereift sein, damit man ihr überhaupt etwas Flüssigkeit entlocken kann, steuert diesem Saftcocktail aber dann weitere wertvolle Antioxidanzien bei.

1 Schale Himbeeren
1 Quitte

■ Die Quitte waschen und in Stücke schneiden. Alles entsaften und gleich trinken.

Reich an Betacarotin, Biotin, Chlor, Kalzium, Eisen, Magnesium, Phosphor, Kalium und Vitamin C.
Enthält Spuren von B-Vitaminen, Vitamin E und Kupfer.

▌HIMBEERE
▌UND APFEL

Ein hellrosa, fruchtiger Saft, der dank der Himbeeren nicht zu süß ist. Wer es süßer mag, kann eine Banane hinzufügen. Der Saft wirkt ebenso reinigend wie entgiftend und kann Erkältungssymptome bekämpfen. Wenn Sie unter einer Erkältung leiden, trinken Sie diesen Saft als Letztes abends vor dem Schlafengehen – das in der Banane enthaltene Tryptophan wirkt beruhigend und sorgt für einen geruhsamen Schlummer.

1 Schale Himbeeren
3 Äpfel
1 Banane

■ Himbeeren und Äpfel unter fließendem Wasser gründlich waschen, anschließend die Äpfel zerteilen. Die Banane schälen und als Erstes entsaften, gefolgt von den Himbeeren und den Äpfeln. Gut aufrühren und gleich trinken.
Reich an Betacarotin, Biotin, Chlor, Pektin, Folsäure, Kalzium, Eisen, Magnesium, Phosphor, Kalium und Vitamin C.
Enthält Spuren von B-Vitaminen, Vitamin E, Kupfer und Zink.

▌HIMBEERE
▌UND MELONE

Dieser dickflüssige, rosarote Saft spendet sofort Energie und wirkt zudem auf den Körper sehr reinigend. Die darin enthaltenen Biostoffe sind mild harntreibend und abführend. Himbeeren verleihen jedem Saft eine gewisse bittere Note, der man aber mit einer Melone und einer Banane entgegenwirken kann.

1 Schale Himbeeren
1/4 süße Melone
1 Banane

■ Himbeeren waschen, die Banane schälen und beide entsaften – die Banane zuerst. Von der Melone die Schale entfernen, aber die Kerne drin lassen. Ebenfalls entsaften und den Saft sofort trinken.
Reich an Betacarotin, Biotin, Chlor, Folsäure, Kalzium, Eisen, Magnesium, Phosphor, Kalium und Vitamin C.
Enthält Spuren von B-Vitaminen, Vitamin E, Kupfer und Zink.

Erdbeere

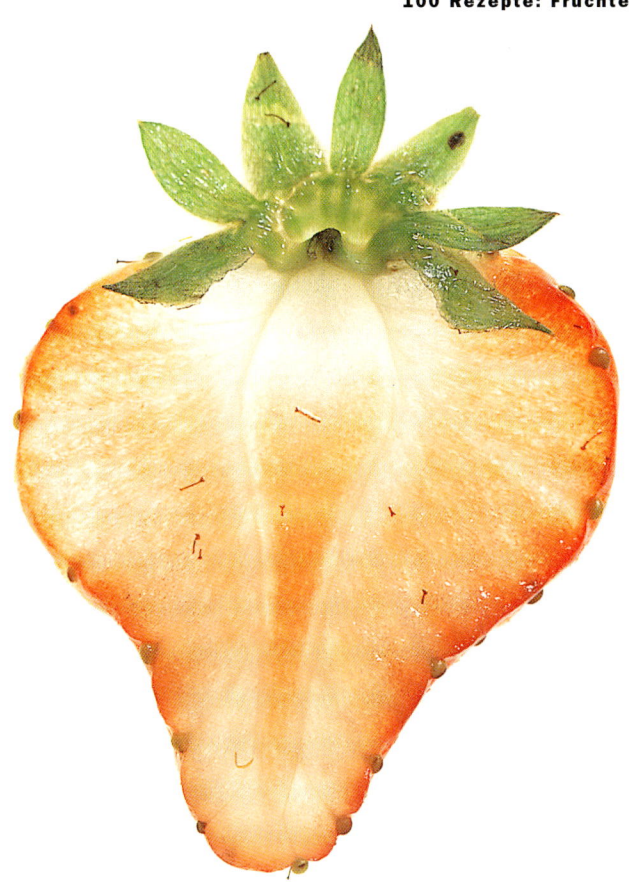

ERDBEERSAFT PUR

Es ist ein glücklicher Zufall, dass etwas so Köstliches auch so gesund ist! Erdbeeren sind eine ausgezeichnete Quelle für Antioxidanzien und sollen sogar Krebserkrankungen, Bakterien und Viren bekämpfen. Sie wirken bei Arthritis und haben ein „eingebautes" Anti-Schmerzmittel!

2 Schalen Erdbeeren

■ Die Beeren waschen, entsaften und sofort trinken.
Reich an Betacarotin, Folsäure, Biotin, Kalzium, Magnesium, Phosphor, Chlor, Kalium und den Vitaminen C und E.
Enthält Spuren von B-Vitaminen, Eisen und Zink.

ERDBEERE UND JOHANNISBEERE

Die Süße der Erdbeeren bildet das geschmackliche Gegengewicht zu dem eher herben Aroma der roten Johannisbeeren. Dieser Beerencocktail ist gut gegen Infektionen und wirkt wohltuend bei Fieber.

1 Schale Erdbeeren
1 Schale rote Johannisbeeren

■ Die Beeren unter fließendem Wasser gründlich waschen und alle Stiele entfernen. Entsaften und sofort trinken.
Reich an Betacarotin, Folsäure, Biotin, Kalzium, Magnesium, Phosphor, Chlor, Kalium und den Vitaminen C und E.
Enthält Spuren von B-Vitaminen, Eisen und Zink.

BEEREN MIT KIRSCHEN UND PFIRSICH

Dieser Saft hat nicht nur einen wunderbar süßen Geschmack, sondern ist auf vielerlei Weise gesundheitsförderlich – und beugt aufgrund seiner hautglättenden Eigenschaften Altersfältchen vor. Sie sollten allerdings darauf achten, dass alle Zutaten voll ausgereift sind.

Als Faustregel gilt: Was noch nicht verzehrbereit ist, ist auch noch nicht entsaftbar.

1/2 Schale Erdbeeren
1/2 Schale Himbeeren
125 g Kirschen
1 Pfirsich

■ Sämtliche Zutaten waschen, anschließend den Pfirsich und die Kirschen entsteinen. Alles entsaften – die Reihenfolge ist egal – und gleich trinken.
Reich an Betacarotin, Folsäure, Kalzium, Magnesium, Chlor, Biotin, Phosphor, Kalium und den Vitaminen B_3, E und C.
Enthält Spuren von Kupfer, Mangan, Zink und den Vitaminen B_1, B_2, B_5 und B_6.

BEERENMIX MIT MELONE

Lecker, leicht und süß – ein ideales Erfrischungsgetänk für heiße Sommertage und gesund. Hilft bei Harnverhaltung und Verstopfung – und füllt die körpereigenen Feuchtigkeitsspeicher wieder auf.

1 Schale Erdbeeren
1 Schale rote Johannisbeeren
1/4 Wassermelone

■ Die Beeren waschen und die Melone entrinden (aber die Kerne im Fruchtfleisch lassen!). Alle Zutaten entsaften und gleich trinken.
Reich an Betacarotin, Folsäure, Biotin, Kalzium, Magnesium, Phosphor, Kalium, Chlor und die Vitamine B_5, C und E.
Enthält Spuren von anderen B-Vitaminen, Eisen und Zink.

Karotte

▌KAROTTENSAFT ▌PUR

Karottensaft ist urgesund. Er spendet enorm viel Energie, steckt voller wertvoller Antioxidanzien, schützt vor Infektionen und bestimmten Formen von Krebs und bekämpft Geschwüre. Karotten wirken nachhaltig entgiftend nicht nur auf Leber und Nieren, sondern auf das gesamte Verdauungssystem. Sie unterstützen den Aufbau roter Blutkörperchen und halten die Haut glatt und elastisch. Wenn Sie aber zu viel Karottensaft trinken, kann Ihre Haut unter Umständen einen Orangeton annehmen, der auf die darin enthaltenen Farbpigmente zurückzuführen ist!

5 Karotten

■ Die Karotten abschrubben und entsaften – wenn es sich um Produkte aus dem Öko-Anbau handelt, können Sie das Kraut bedenkenlos mit verarbeiten. Den Saft sofort trinken.
Reich an Betacarotin, Folsäure, Vitamin C, Kalzium, Magnesium und Kalium.
Enthält Spuren von B-Vitaminen, Eisen und Zink.

▌KAROTTE ▌UND APFEL

Einer der wenigen Fälle, in denen Sie Früchte und Gemüse mischen können – der Karotten-Apfel-Mix ist nicht nur wohlschmeckend, sondern wirkt auch sehr reinigend und ist fast unübertroffen, was die Stärkung der körpereigenen Abwehrkräfte betrifft. Man kann

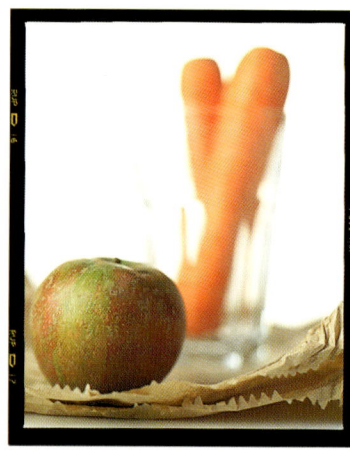

ihn fast als Schönheitstrank bezeichnen, denn er ist auch sehr gut für die Haut! Rote Äpfel verleihen dem Saft besonders viel Süße, aber da Karotten schon von Haus aus recht süß sind, empfiehlt sich vielleicht eher eine etwas säuerliche Variante wie zum Beispiel Granny Smith.

4 Karotten
2 große Äpfel

■ Die Karotten abschrubben und die Äpfel waschen. Karotten aus ökologisch-kontrolliertem Anbau können Sie samt ihrem Kraut entsaften. Erst die Karotten und anschließend die Äpfel verarbeiten und den Saft sofort trinken.
Reich an Betacarotin, Folsäure, Vitamin C, Kalzium, Pektin, Magnesium, Kalium und Phosphor.
Enthält Spuren der Vitamine B_1, B_2, B_3, B_6 und E sowie Kupfer, Eisen und Zink.

▌KAROTTE, ▌APFEL UND KIWI

Stark antioxidativer Saft mit vielen Bio-Schutzstoffen und harntreibender Wirkung – und sehr reinigend.

3 Karotten
2 Äpfel
2 Kiwis

■ Die Karotten und Äpfel waschen, zerkleinern und entsaften. Wer den leicht bitteren Geschmack der Kiwischale schätzt, braucht diese Früchte nur kurz sauber zu bürsten, zu halbieren und dann ebenfalls zu entsaften – wer nicht, schält die Kiwis vorher. Gut verrühren und gleich trinken.
Reich an Betacarotin, Vitamin C, Folsäure, Kalzium, Pektin, Magnesium, Kalium und Phosphor.
Enthält Spuren von B-Vitaminen, Vitamin E, Eisen und Zink.

▌KAROTTE UND ▌GEWÜRZKRÄUTER

Die Küchenkräuter steuern zusätzliche Nährstoffe bei und machen aus diesem Saft einen wahren Gesundbrunnen. Petersilie besitzt besonders antioxidative Schutzstoffe, ist sehr förderlich für die Flüssigkeitsausscheidung und wirkt harntreibend.

6 Karotten
Eine Hand voll Pfefferminze
Eine Hand voll Petersilie

■ Die Karotten und die Kräuter waschen und entsaften (ökologisch kontrollierte Karotten samt der grünen Blätter). Verrühren und sofort genießen.
Reich an Betacarotin, Vitamin C, Kalzium, Magnesium, Kalium und Folsäure.
Enthält Spuren von B-Vitaminen, Eisen und Zink.

Rote Bete

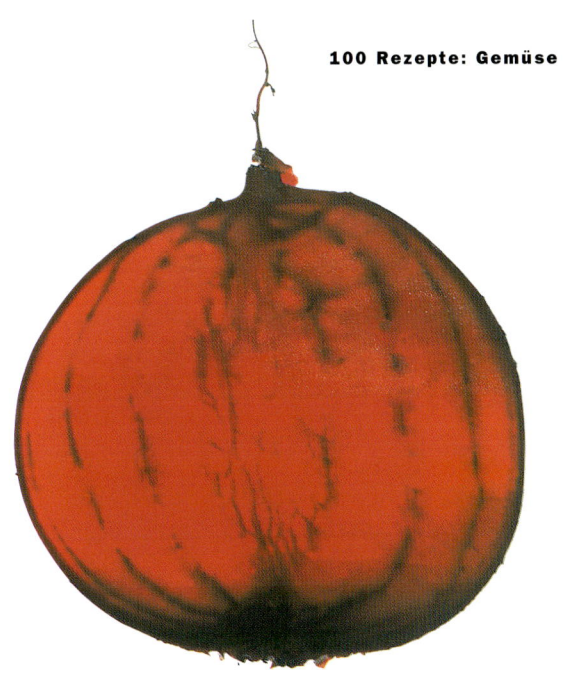

ROTE-BETE-SAFT PUR

Dieser Saft ist ausgesprochen reinigend und stärkt das Immunsystem wie kaum ein anderer, hilft gegen Nierensteine, Gallenblasen- und Leberbeschwerden und wirkt Blut bildend, empfiehlt sich also bei Anämie. Prall voll mit natürlichem Fruchtzucker ist er zudem auch noch ein hervorragender Energiespender. Selbst wer die rote Bete als Gemüse nie essen würde, findet sie in Form von Saft durchaus genießbar, schmeckt er doch angenehm süß und erdig. Die rubinrote Farbe ist sehr eindrucksvoll – und selbst mit anderen Säften vermischt kann sich der Urin nach dem Genuss von rote Bete rosarot verfärben!

3 mittelgroße rote Bete

■ Die Rüben abschrubben und – sofern es sich um Produkte aus ökologisch kontrolliertem Anbau handelt – weder schälen, noch die Wurzeln und oder das Kraut entfernen. Entsaften und sofort trinken.

ROTE BETE UND GURKE

Selbst mit der wässrigen Gurke vermischt bleibt die tiefrote Farbe erhalten. Der Saft enthält wertvolle Antioxidanzien und wirkt dank der Gurke leicht harntreibend. Außerdem soll er den Blutdruck senken und die Verdauung fördern.

2 rote Bete
1/2 Gurke
2 Stangen Sellerie einschließlich des Krauts
1/2 Bund Brunnenkresse

■ Alle Zutaten waschen und die roten Rüben gründlich abbürsten. Nicht schälen und nichts ab-
schneiden, wenn es sich um Öko-Produkte handelt. Die Brunnenkresse als Erstes durch den Entsafter drücken, gefolgt von roter Bete, Sellerie und Gurke. Wenn der Geschmack der Brunnenkresse allzu stark hervortritt, entsaften Sie zur Verdünnung die zweite Gurkenhälfte dazu. Verrühren und gleich trinken.
Reich an Betacarotin, Folsäure, den Vitaminen C und B_6, Kalzium, Silizium und Kalium.
Enthält Spuren von Vitaminen B_1, B_2, B_3, B_5, Eisen und Zink.

ROTE BETE UND KAROTTE

Ein kräftig rotvioletter, süßer Saft mit angenehm erdigem Geschmack – eine Wohltat für das Immunsystem und eine ausgezeichnete Quelle von Vitaminen und Mineralien.

2 rote Bete
2 Karotten
Eine Hand voll Petersilie

■ Die roten Rüben und die Karotten abschrubben, bei biodynamischer Ware Kraut u.ä. dranlassen und mit entsaften. Die Petersilie waschen und als Erstes durch den Entsafter drücken. Den Saft sofort trinken.

Reich an Betacarotin, Folsäure, den Vitaminen B_6 und C, Kalzium, Magnesium, Eisen und Kalium.
Enthält Spuren von anderen B-Vitaminen, Eisen und Zink.

ROTE BETE UND SPINAT

Die süßliche Rübe mildert den herb-bitteren Geschmack der Spinatblätter, deren Saft pur oft kaum genießbar ist. Der Sellerie verleiht dem Ganzen eine pikant-scharfe Note.

2 rote Bete
Eine große Hand voll Spinat
2 Selleriestangen

■ Die roten Rüben und die Selleriestangen waschen und abschrubben, bei Öko-Ware die Blätter dranlassen. Den Spinat abspülen und dann abwechselnd mit den anderen Zutaten durch den Entsafter drücken. Die Spinatblätter sind sehr faserreich und können kleinere Entsafter leicht verstopfen. Den Saft zum Schluss gut verrühren und sofort trinken.
Reich an Betacarotin, Folsäure, den Vitaminen B_3, B_6 und C, Kalzium, Eisen und Kalium.
Enthält Spuren von anderen B-Vitaminen, Vitamin E, Eisen und Zink.

Brokkoli

Brokkoli besitzt so viele gesundheitliche Vorzüge, dass man ihn regelrecht als Wundersaft bezeichnen kann. Er enthält außerordentlich wirksame Antioxidanzien sowie Krebsabwehrstoffe, antibiotische Substanzen und eine hohe Reinigungskraft – insbesondere, was die Leber betrifft, unser wichtigstes Entgiftungsorgan. Aufgrund seiner entschlackenden Eigenschaften wirkt er auch Haut verjüngend. Da er pur ziemlich bitter schmeckt, sollte man ihn immer mit einem süßeren Saft vermischen. Ideal sind Karotte oder rote Bete, die zudem noch weitere gesundheitsförderliche Substanzen beisteuern.

▌ BROKKOLI UND ROTE BETE

Ein sehr heilkräftiger Trank, der stark antioxidativ und antikanzerogen wirkt und zudem eine hohe Reinigungskraft entfaltet –
besonders in der Leber. Der Saft wirkt auch Blut bildend. Die Zugabe von Fenchel macht ihn zu einem idealen Drink für alle, die abnehmen wollen; der Salat wirkt mild harntreibend.

6 große Salatblätter
1 Brokkolikopf
Eine Hand voll Mangold
1 kleine rote Bete
1/2 Fenchelknolle

■ Alle Zutaten gut waschen und in kleinere Stücke teilen. Falls es sich um Biogemüse handelt, können Sie das Kraut mit verarbeiten. Alles entsaften und gleich trinken.
Reich an Betacarotin, Folsäure, Kalzium, Eisen, Natrium, Magnesium, Phosphor, Kalium und den Vitaminen B_3, B_5, B_6 und C.
Enthält Spuren von anderen B-Vitaminen, Kupfer und Zink.

▌ BROKKOLI, KAROTTE UND PAPRIKA

Die Süße von Karotte und Paprika bildet ein gutes Gegengewicht zum bitteren Brokkoli-Geschmack und sorgt für einen wohl schmeckenden Saft. Er wirkt entgiftend, enthält zahlreiche Bio-Schutzstoffe – und sorgt für gesund aussehende Haut und klare Augen.

1 großer Brokkolikopf
2 große Karotten
1 rote Paprikaschote

■ Die Zutaten gut waschen, von der Paprikaschote Stiel und Kerne entfernen. Alles in kleinere Stücke schneiden und entsaften. Gut verrühren und sofort trinken.
Reich an Betacarotin, Folsäure, Vitamin C, Kalzium, Eisen, Magnesium, Natrium und Kalium.
Enthält Spuren von B-Vitaminen, Vitamin E und Zink.

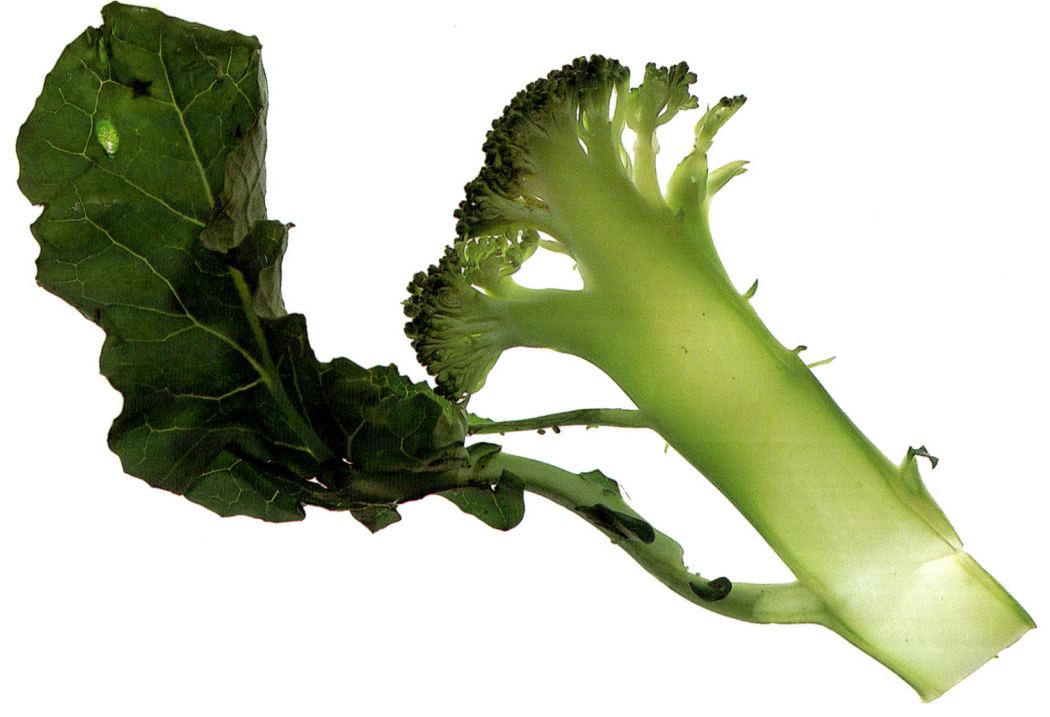

Kohl

Auch Kohlsaft schmeckt viel zu beißend, um unverdünnt getrunken zu werden; Sie sollten ihn stets mit milderen Säften mischen. Grünkohl weist den bittersten und intensivsten Geschmack auf, während Rotkohl eher scharf und Weißkohl am mildesten schmeckt. Allen Kohlarten ist gemeinsam, dass sie wirkungsvolle Antioxidanzien und krebsverhütende Substanzen enthalten und die Abwehrkräfte stärken. Darüber hinaus sind sie gut für die Verdauungsorgane – und für die Haut!

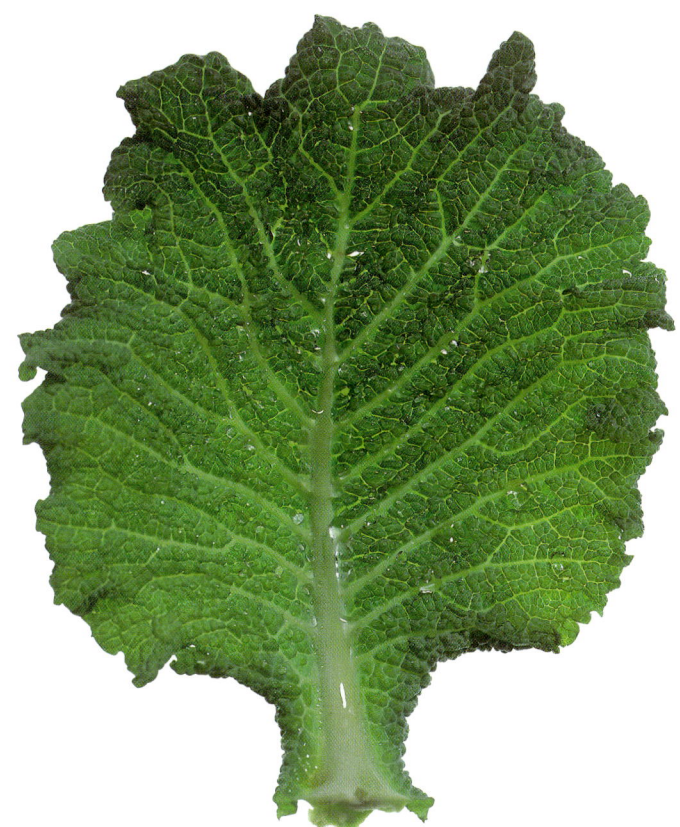

KOHL UND SÜSSKARTOFFEL

Ein leicht-schaumiges Getränk, das genauso leicht und angenehm schmeckt, wie es aussieht. Da sich die Zutaten schnell voneinander absetzen, sollten Sie den Saft zwischen dem Trinken mehrmals aufrühren.

1/2 kleiner Kohl
1 Süßkartoffel
2 Tomaten

■ Die Kohlblätter und die Tomaten sorgfältig waschen, die Süßkartoffel gut abschrubben und Fehlstellen herausschneiden. Der Kohl ist am schwierigsten zu entsaften und sollte daher abwechselnd mit der Kartoffel und den Tomaten verarbeitet werden. Den Saft gut verrühren und gleich trinken.
Reich an Betacarotin, Folsäure, Chlor, Biotin, Kalzium, Magnesium, Phosphor, Kalium und den Vitaminen C und E.
Enthält Spuren von B-Vitaminen, Schwefel, Eisen und Zink.

KOHL UND SELLERIE

Der Sellerie verlieht diesem leichten, dünnflüssigen Saft einen etwas bitteren, aber angenehmen Nachgeschmack. Wirkt entgiftend, besonders für die Verdauungsorgane, und besitzt wichtige Antioxidanzien und Krebsschutzstoffe.

1/2 kleiner Kohl
2 Selleriestangen
2 Tomaten

■ Die Zutaten unter fließendem Wasser gründlich waschen, bei Bio-Sellerie das Kraut dranlassen. Auch hier sollten die Kohlblätter abwechselnd mit dem Sellerie und den Tomaten durch den Entsafter gedrückt werden, damit das Gerät nicht verstopft. Den Saft danach verrühren und gleich trinken.
Reich an Betacarotin, Folsäure, Biotin, Kalzium, Magnesium, Mangan, Kalium, Natrium, Chlor und den Vitaminen C und E.

Enthält Spuren von B-Vitaminen, Schwefel, Eisen und Zink.

KOHL, QUITTE UND KAROTTEN

Ein sehr reinigender, antioxidativer und entgiftender Saft mit sehr beruhigendem Einfluss auf das Verdauungssystem. Er wirkt gegen Blähungen und stärkt den Körper allgemein. Die Petersilie erfrischt den Atem. Nur sehr reife Quitten geben genügend Saft.

1 Quitte
Eine große Hand voll Petersilie
1/2 Kohl
2 Karotten

■ Die Zutaten waschen, entsaften und gleich trinken.
Reich an Betacarotin, Folsäure, Kalzium, Magnesium, Kalium, Natrium und den Vitaminen C und E.
Enthält Spuren von B-Vitaminen, Eisen und Zink.

Tomate

TOMATENSAFT PUR

Tomatensaft hat einen erfrischenden, süßen Geschmack und eine appetitlich rote Farbe, füllt die körpereigenen Flüssigkeitsspeicher auf, wirkt antioxidativ und aktiviert die Abwehrkräfte.

6 Tomaten

■ Die Tomaten waschen, eventuelle Stiele entfernen, entsaften und gleich trinken.
Reich an Betacarotin, Folsäure, Vitamin C, Biotin, Kalzium, Magnesium, Chlor, Kalium, Natrium und Vitamin E.

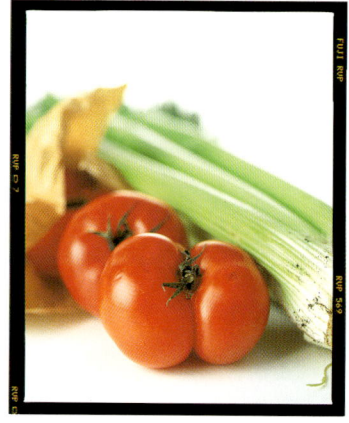

Enthält Spuren von B-Vitaminen, Eisen und Zink.

TOMATE UND SELLERIE

Die harmlose Variante des „Bloody-Mary"-Cocktails! Sellerie besitzt natürliche Salze, die dem Saft seine köstlich-pikante Geschmacksnote verleihen und blutdrucksenkend wirken. Beim Trinken mehrmals umrühren, da sich die Zutaten voneinander absetzen.

6 große Tomaten
2 Selleriestangen

■ Die Zutaten waschen, das Kraut am Sellerie belassen. Erst diesen und dann die Tomaten entsaften.
Reich an Betacarotin, Folsäure, Vitamin C, Kalzium, Magnesium, Chlor, Biotin, Natrium, Kalium, Mangan und Vitamin E.
Enthält Spuren von Vitaminen B_1, B_2, B_3, B_5, B_6 und E sowie Eisen und Zink.

Brunnen- 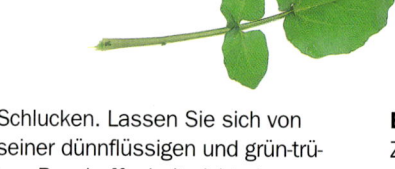 kresse

Brunnenkresse liefert einen der heilkräftigsten und gesundheitsförderlichsten Säfte, die es überhaupt gibt und enthält enorm viele Vitamine und Mineralien. Der Saft unterstützt den Körper bei der Ausscheidung von Giftstoffen und reinigt das Blut – schmeckt allerdings unverdünnt ziemlich bitter und treibt einem die Tränen in die Augen, sodass man den Saft mit anderen verdünnen muss, wobei sein Anteil nicht mehr als 1/6 betragen sollte.

BRUNNENKRESSE UND KAROTTE

Dieser Saft hat es in sich – obwohl die Karotten geschmacksmildernd wirken. Wem er immer noch zu intensiv ist, kann weitere Karotten hinzufügen. Stürzen Sie diesen Saft nicht hinunter, sondern trinken Sie ihn in kleinen Schlucken. Lassen Sie sich von seiner dünnflüssigen und grün-trüben Beschaffenheit nicht abschrecken! Diese Mischung hilft gut bei Erkältungen und Halsentzündungen und wirkt allgemein als Stärkungsmittel.

1/2 Bündel Brunnenkresse
1 große weiße Rübe
2 Karotten

■ Zutaten waschen und dann abwechselnd entsaften, damit auch die faserreichen Kresseblätter durch das Gerät gedrückt werden. Wenn der Saft allzu schaumig ist oder Sie die Schaumschicht abstößt, seihen Sie sie vor dem Verrühren und Trinken ab.
Reich an Betacarotin, Vitamin C und E, Kalzium, Natrium, Eisen, Magnesium, Phosphor, Folsäure und Kalium.

Enthält Spuren von B-Vitaminen, Zink und Kupfer.

BRUNNENKRESSE UND APFEL

Unterstützt den Körper bei der Ausscheidung von Giftstoffen, reinigt das Blut, senkt den Cholesterinspiegel, löst Steine in Nieren und Blase auf und wirkt abführend und harntreibend.

1/2 Bündel Brunnenkresse
3 süße Äpfel

■ Die Zutaten waschen, entsaften und gleich trinken.
Reich an Betacarotin, Pektin, Folsäure, Natrium, Eisen, Kalzium, Magnesium, Phosphor, Kalium und den Vitaminen C und E.
Enthält Spuren von B-Vitaminen, Zink und Kupfer.

Stangensellerie

Selleriesaft pur hat einen intensiv-beißenden Geschmack, sodass man ihn stets mit einem etwas süßeren Saft vermischen sollte. Sellerie sorgt für die „innere Reinigung" und wirkt sich auf das Nervensystem und die Blutgefäße vorteilhaft aus. Er fördert die Nierenfunktion und beruhigt bei Stress.

SELLERIE, KOHL UND KAROTTE

Diese Mischung kann mit etlichen wertvollen Nährstoffen und Antioxidanzien aufwarten und wirkt sehr reinigend. Sehr geeignet für Menschen, die sich von einer Krankheit erholen oder unter einer Infektion leiden, etwa einer Halsentzündung.

4 Selleriestangen
1/2 Kohl
2 Karotten

■ Alle Zutaten gut waschen, in kleinere Stücke zerschneiden und entsaften. Verrühren und gleich trinken.
Reich an Betacarotin, Kalzium, Magnesium, Mangan, Kalium, Folsäure und Vitamin C.
Enthält Spuren von Eisen und Zink.

SELLERIE, BRUNNEN-KRESSE UND PAPRIKA

Diese drei Zutaten ergeben einen hellgrünen Trank mit angenehm pfeffriger Note – und eine Quelle wertvoller Nährstoffe. Der Saft wirkt reinigend, stärkt das Immunsystem, ist gut für die Haut und soll sogar krebsvorbeugend sein. Darüber hinaus senkt er den Blutdruck, fördert die Durchblutung und lindert Kopfschmerzen.

Kleines Bündel Brunnenkresse
6 Selleriestangen
1 gelbe Paprikaschote

■ Alle Zutaten waschen und in kleinere Stücke schneiden. Entsaften, verrühren und gleich trinken.
Reich an Betacarotin, Folsäure, Kalzium, Eisen, Magnesium, Mangan, Kalium, Natrium und den Vitaminen B, C und E.
Enthält Spuren von weiteren B-Vitaminen, Kupfer und Zink.

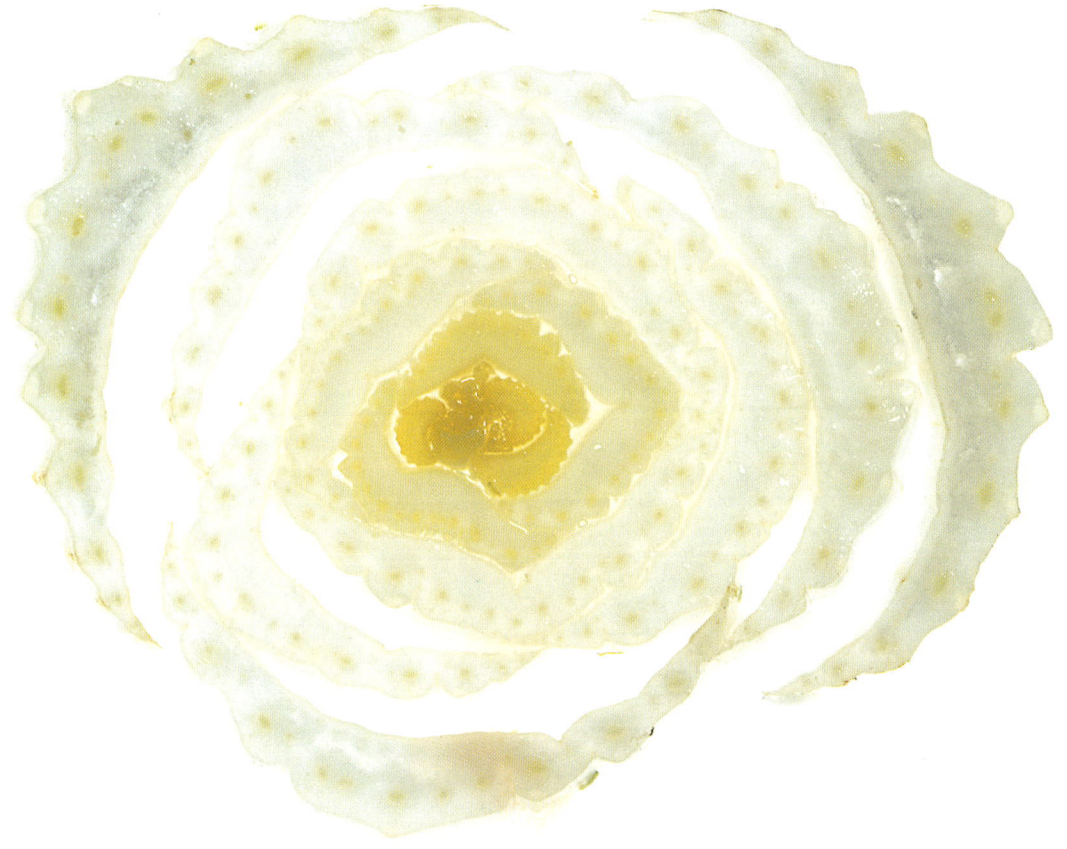

Salat

Wie jedes grüne Blattgemüse ergibt auch Salat einen Saft mit einem sehr kräftigen Geschmack, den man besser mit süßeren Säften verdünnt. Er wirkt enorm harntreibend und enthält Antioxidanzien sowie Silizium, das die Knochen schützt. Die beruhigenden Inhaltsstoffe machen den Saft auch zu einem idealen Schlaftrunk.

▌SALAT
▌UND APFEL

Ein dünnflüssiger, appetitlich grüner Saft, der ebenso beruhigend wie energiespendend wirkt. Er entschlackt den Körper, wobei Petersilie und Apfel für angenehmen Atem sorgen. Der leicht bittere Geschmack lässt sich durch

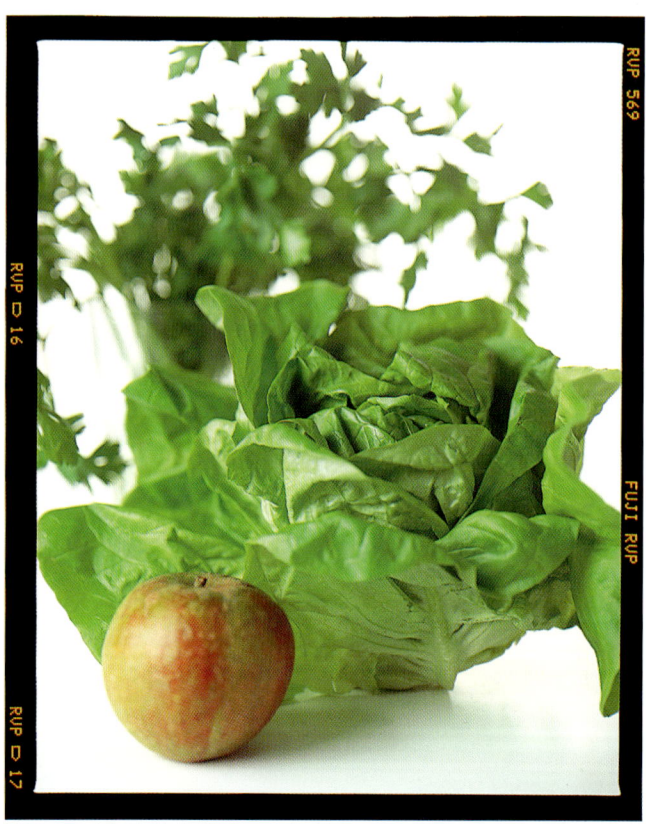

Verwendung einer besonders süßen Apfelsorte oder Zugabe eines weiteren Apfels gut ausgleichen.

1 kleiner Salatkopf
1 Apfel
Eine große Hand voll Petersilie

■ Alle Zutaten waschen. Die faserreichen Petersilienblätter abwechselnd mit den Salatblättern und den Apfelstücken entsaften, da sie sich nur unter dem Druck der festeren Zutaten durch die Entsafterreibe pressen lassen. Den Saft gut umrühren und gleich trinken.
Reich an Betacarotin, Folsäure, Kalzium, Pektin, Magnesium, Kalium, Phosphor und Vitamin C.

Enthält Spuren von B-Vitaminen, Kupfer und Zink.

▌SALAT
▌UND TOMATE

Alle Nährstoffe eines leckeren Salates bequem zum Trinken! Trotz der trüben, grünen Farbe hat dieser Saft einen reinen, erfrischenden Geschmack.

1 kleiner Salatkopf (bzw. die Hälfte eines großen Salatkopfes)
2 Tomaten
2 Hände voll Sojabohnensprossen

■ Alle Zutaten waschen und die Tomaten vierteln. Entsaften, gut verrühren und sofort trinken.
Reich an Betacarotin, Folsäure, den Vitaminen C und E, Kalzium, Magnesium, Phosphor, Biotin, Chlor, Kalium und Natrium.
Enthält Spuren von B-Vitaminen, Kupfer, Zink, Eisen und Schwefel.

▌SALAT UND
▌ROTE BETE

Ein hervorragendes Stärkungsmittel, das den ganzen Körper reinigt und aufbaut. Der Saft fördert einen geruhsamen Tiefschlaf und unterstützt während der Nachtruhe die Zellerneuerung und Zellreparatur.

1/2 Salat
2 rote Bete

■ Die Zutaten waschen, entsaften und gleich trinken.
Reich an Betacarotin, Folsäure, Kalzium, Eisen, Natrium, Kalium, Phosphor und den Vitaminen B_6 und C.
Enthält Spuren von anderen B-Vitaminen, Kupfer und Zink.

Paprika

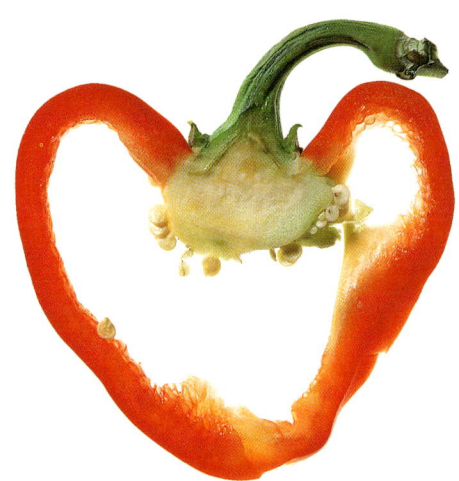

PAPRIKA PUR

Der Saft wirkt reinigend und belebend, fördert die Durchblutung, unterstützt die Verdauung und normalisiert den Blutdruck.

1 rote Paprikaschote
1 gelbe Paprikaschote

■ Die Schoten waschen, Stängel und Kerne entfernen, entsaften und sofort genießen.
Reich an Betacarotin, Folsäure, Kalzium, Magnesium, Kalium und Vitamin C.
Enthält Spuren von B-Vitaminen, Vitamin E und Eisen.

PAPRIKA, SPINAT UND APFEL

Diese Zutaten ergeben einen ausgesprochen belebenden Saft, prall voll mit Antioxidanzien und wertvollen Bio-Schutzstoffen. Paprika und Apfel mildern die Schärfe von Spinat und Kresse. Der Trank soll Krebs verhüten, den Blutdruck senken und den Cholesterinspiegel reduzieren.

2 süße Äpfel
1 rote Paprikaschote
2 Stangen Sellerie
1 große Hand voll Spinat
1 große Hand voll Brunnenkresse

■ Alles gut waschen, den Apfel zerteilen und die Paprikaschote von Stiel und Kernen befreien. Die Zutaten dann abwechselnd in den Entsafter geben. Den Saft verrühren und gleich trinken.
Reich an Betacarotin, Folsäure, Kalzium, Magnesium, Eisen, Kalium, Phosphor. Pektin und den Vitaminen B_3 und C.

Enthält Spuren von anderen B-Vitaminen, Vitamin E, Kupfer und Zink.

PAPRIKA UND INGWER

Ein köstlich würziger, leicht scharfer Saft von leuchtend gelber Farbe. Er wirkt stark entgiftend und kreislaufstimulierend, fördert die Verdauung, senkt den Blutdruck und schützt vor Krebs und Infektionen.

2 Karotten
1 gelbe Paprikaschote
1 dicke Scheibe Ananas
Etwa 1 cm Ingwerwurzel

■ Ananas und Ingwerwurzel schälen, die Paprika von den Kernen befreien. Alles waschen, entsaften, verrühren und sofort trinken.
Reich an Betacarotin, Folsäure, Kalzium, Magnesium, Vitamin C, Phosphor und Kalium.
Enthält Spuren von B-Vitaminen, Vitamin E, Zink und Eisen.

PAPRIKA UND ARTISCHOCKE

Die Artischocken sind für ihre harntreibende und leberreinigende Wirkung bekannt. Dazu kommen die tonisierenden und reinigenden Kräfte der Petersilie, die aus diesem Trank eine gute Waffe gegen Cellulite machen.

2 große Artischocken
2 rote oder gelbe Paprikaschoten
1 Hand voll Petersilie

■ Die Zutaten waschen, die Paprikaschoten von Stielen und Kernen entfernen. Alles entsaften und sofort trinken.
Reich an Betacarotin, Folsäure, Kalzium, Eisen, Magnesium, Phosphor, Kalium, Silizium und Natrium.
Enthält Spuren von B-Vitaminen, Vitamin E und Zink.

PAPRIKA UND KAROTTE

Ein Saft voller Antioxidanzien, der den Körper bei der Ausscheidung von Giftstoffen unterstützt und ihm einen Energieschub verleiht. Leicht harntreibend und abführend und gut geeignet für eine rasche Entgiftungs- bzw. Saftkur (siehe Seite 100). Bekämpft zudem Zystitis, das prämenstruelle Syndrom (PMS), Kopfschmerzen, Migräne und verschönert die Haut.

1 rote oder gelbe Paprikaschote
6 Salatblätter
1 große Karotte

Reich an Betacarotin, Folsäure, Kalzium, Magnesium, Phosphor, Kalium und Vitamin C.
Enthält Spuren von B-Vitaminen, Vitamin E, Eisen und Zink.

Spinat

Spinat liefert den rundum perfek-
ten Saft – er stärkt das Immunsystem und reinigt den Körper
gründlich von innen. Auch bei allerlei Beschwerden hat sich Spinat
bewährt, z.B. bei Geschwüren,
Anämie, Arthritis und Erschöp-
fungszuständen. Er kräftigt Knochen, Zähne und Zahnfleisch,
wirkt krebsvorbeugend, reguliert
den Blutdruck und wirkt als natürliches Abführmittel. Bei allzu reich-
lichem Verzehr kommt es aber
leicht zu einer übermäßigen Flüssigkeitsausscheidung. Verdünnen
Sie ihn mit einem milderen Saft.

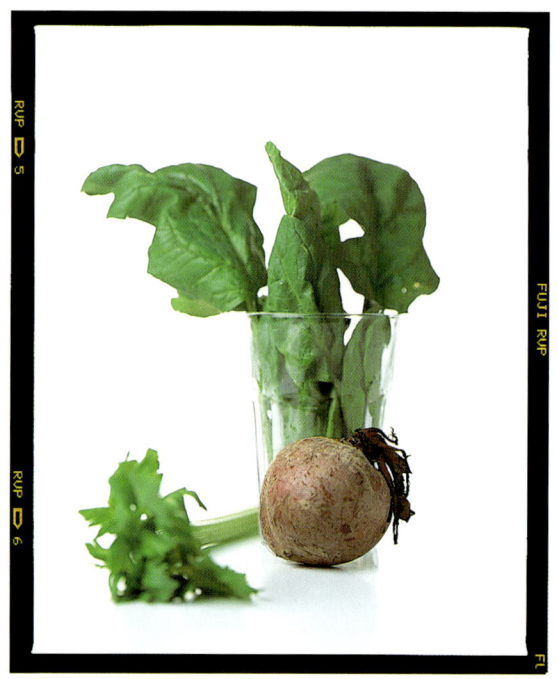

▊ SPINAT, ROTE BETE UND APFEL

Aktiviert nachhaltig die Abwehrkräfte und gehört zu den Säften,
die den Körper am stärksten reinigen und ihm am meisten Energie
spenden. Der Geschmack ist sen-
sationell – angenehm süß dank
der roten Beete und geschmacklich gut ausbalanciert durch den
Spinat.

3 große Hände voll Spinatblätter
2 kleine rote Bete
2 große Äpfel

■ Alle Zutaten gut waschen; wenn
die rote Bete aus ökologisch kontrolliertem Anbau stammt, unbedingt das Blattgrün dranlassen.
Der Spinat ist nicht ganz einfach
zu entsaften; drücken Sie ihn immer nur in kleinen Mengen durch
den Entsafter, gefolgt von Apfel-
oder rote Bete-Stücken. Den recht
schaumigen Saft gut verrühren
und gleich trinken. Wer den
Schaum nicht mag, schöpft ihn
einfach ab.
Reich an Betacarotin, Folsäure,
Kalzium, Eisen, Magnesium,
Phosphor, Kalium und den
Vitaminen B_3, B_6 und C.

Enthält Spuren von Kupfer und
Zink.

▊ SPINAT, KOHL UND SPARGEL

Ein reinigender Saft voller Bio-
Schutzstoffe, die das Immunsystem stimulieren. Spargel
unterstützt die Nierenfunktio-
nen, während der Spinat besonders die Leber reinigt. Mild
abführend und harntreibend –
und gut gegen Pickel.

1/2 Kohl
Eine große Hand voll Spinat
6 Spargelstangen

■ Alles waschen und in kleinere
Stücke schneiden. Entsaften,
verrühren und sofort trinken.
Reich an Betacarotin, Folsäure,
Kalzium, Eisen, Kalium und den
Vitaminen B_3, B_6, C und E.
Enthält Spuren von Zink.

▊ SPINAT, ROTE BETE UND AVOCADO

Diese Zutaten ergeben einen Saft
mit sehr wirksamen Antioxidanzien
und hoher Reinigungskraft. Geschmacklich dominiert die Süße
der roten Bete, sodass sich die
Schärfe des Spinats nicht in den
Vordergrund drängt. Die Avocado
verleiht dem Saft eine angenehm
cremige Konsistenz und steuert
Biostoffe bei, die Anämie entgegenwirken.

Eine große Hand voll Spinat
Eine kleine Hand voll Petersilie
1 mittelgroße rote Bete
1 Selleriestange
1 Avocado

■ Die ersten vier Zutaten waschen, die Avocado schälen und
entsteinen. Bei Sellerie und rote
Beete das Kraut mit verwenden,
sofern es sich um Öko-Ware handelt. Spinat und Petersilie abwechselnd mit den anderen Zutaten durch den Entsafter drücken,
damit die faserreichen Blätter das
Gerät nicht verstopfen. Den Saft
gut verrühren und sofort trinken.
Reich an Betacarotin, Folsäure,
Kalzium, Eisen, Mangan, Kalium,
Natrium und den Vitaminen B_3, B_6
und C.
Enthält Spuren von Zink.

Weiße Rübe

Weiße Rüben, Steckrüben oder Kohlrüben ergeben einen cremigen, harmlos aussehenden Saft – der aber eine ausgeprägte Schärfe besitzt! Um diese abzumildern, sollten Sie ihn mit süßeren Säften verdünnen. Rübensaft ist ausgesprochen entgiftend und wirkt positiv auf Verdauungssystem und Blut. Von dem hohen Kalziumgehalt profitieren Knochen und Zähne, während reichlich Kalium dafür sorgt, dass dieser Saft basisch wirkt und somit Übersäuerung verhindert und den Körper von innen reinigt.

RÜBEN, KAROTTE UND LÖWENZAHN

Löwenzahn gehört zweifellos zu den nützlichsten Kräutern im Garten. Seine Blätter lassen sich gut entsaften und stecken voller wertvoller Nährstoffe. Die französische Bezeichnung „pis-en-lit" lässt seine harntreibende Wirkung erahnen. Dieser Saft baut auf, reinigt den Körper und bringt ihn physiologisch ins Gleichgewicht. Wenn Ihnen der Geschmack zu bitter ist, können Sie eine zusätzliche Karotte oder rote Bete hinzufügen.

Eine Hand voll Löwenzahnblätter
3 Karotten
2 weiße Rüben

■ Die Rüben und die Karotten sauber schrubben, bei Öko-Produkten das Kraut dran lassen. Die Löwenzahnblätter abspülen und eine Portion davon als Erstes durch den Entsafter drücken. Anschließend abwechselnd mit den übrigen Zutaten verarbeiten, damit das Gerät nicht verstopft. Den Saft verrühren und gleich trinken.

Reich an Betacarotin, Folsäure, Vitamin C, Kalzium, Magnesium, Phosphor und Kalium.
Enthält Spuren von B-Vitaminen, Eisen und Zink.

RÜBEN-TONIC

Ein wahres Supertonikum für alle, die müde oder niedergeschlagen sind, denn dieser Saft kräftigt, stärkt das Immunsystem, und reinigt den Körper von innen und baut ihn allgemein auf. Sie sollten diesen Gemüsecocktail mit einer angenehmen Schärfe – immer dann trinken, wenn Sie unter Stress stehen, körperlich erschöpft sind oder unter einer Zeitverschiebung leiden.

2 kleine Rüben
2 rote Bete
2 Karotten
2 Stangen Sellerie
Ein kleines Bündel Brunnenkresse
1 Apfel

■ Alle Zutaten waschen, in kleinere Stücke zerschneiden und diese abwechselnd entsaften. Verrühren und sofort trinken.
Reich an Betacarotin, Folsäure, Eisen, Pektin, Vitamin C, Kalzium, Magnesium, Phosphor, Kalium und Mangan.
Enthält Spuren von B-Vitaminen, Vitamin E, Kupfer und Zink.

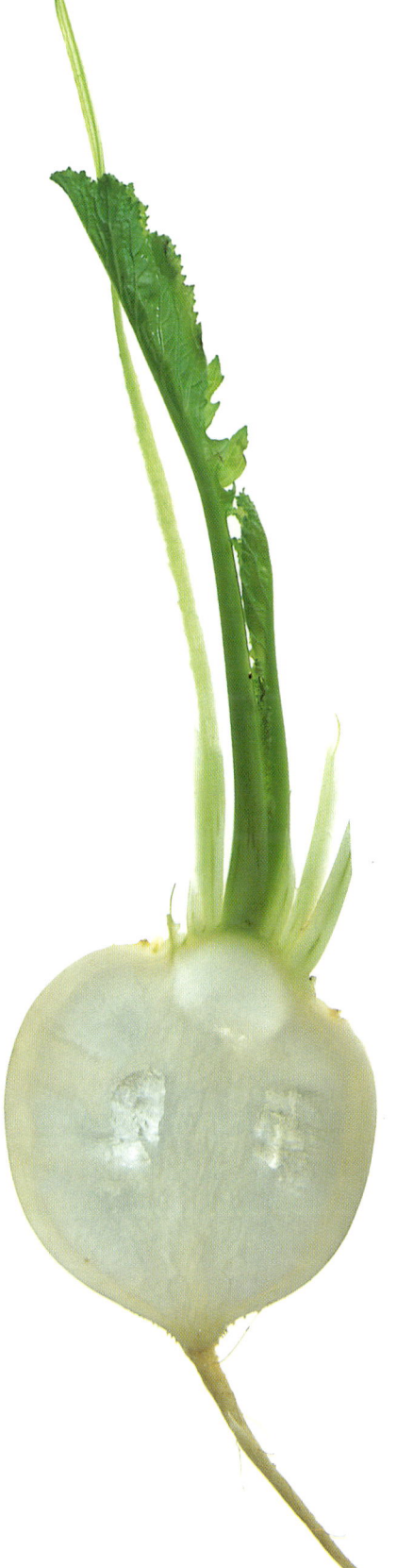

Gurke

Gurken eignen sich hervorragend zum Entsaften – sie enthalten sehr viel Flüssigkeit und lassen sich wegen ihres milden Geschmacks anderen Säften beimischen, die eine scharfe oder bittere Note haben. Gurkensaft pur schmeckt etwas wässrig-fade, wirkt aber sehr beruhigend auf Atemwege und Verdauungssystem. Zudem wirken Gurken reinigend, harntreibend und abführend; auch Haut, Nägeln und Haaren tut Gurkensaft sehr gut.

GURKE UND INGWER

Dieser Saft wirkt sowohl reinigend, als auch belebend, kann Menstruationsbeschwerden lindern und kräftigt weiche oder brüchige Nägel.

1 Gurke
Etwa 1 cm Ingwerwurzel

■ Die Zutaten waschen, entsaften und sofort trinken.
Reich an Folsäure, Vitamin C, Kalzium, Betacarotin, Silizium und Kalium.
Enthält Spuren von Eisen und Zink.

GURKE, KAROTTE UND RUCOLA

Der eher bittere Rucola-Geschmack wird durch die Karotten und die Gurke abgemildert. Rucola wirkt stark antioxidativ und kann auch durch Brunnenkresse oder Spinat ersetzt werden. Die angegebene Mischung hat einen angenehmen, mild-würzigen Geschmack, wirkt übermäßiger Harnsäurebildung entgegen und ist daher sehr heilsam für alle, die unter Rheumatismus, Nieren- oder Blasensteinen leiden.

1 große Hand voll Rucola
2 mittelgroße Karotten
1/2 Gurke

■ Die Zutaten waschen; an den Karotten das Kraut belassen, sofern es sich um Öko-Gemüse handelt. Alles entsaften und sofort trinken.
Reich an Betacarotin, Folsäure, Vitamin C, Kalzium, Magnesium, Phosphor, Kalium, Silizium und Natrium.
Enthält Spuren von B-Vitaminen, Eisen und Zink.

GURKE, PETERSILIE UND KAROTTE

Ein wunderbarer Gesundheitstrank (aufgrund der antioxidativen Eigenschaften von Petersilie und Karotte) und gleichzeitig ein natürliches Abführmittel (wegen der Petersilie und der Gurke).

4 große Karotten
Eine große Hand voll Petersilie
1/2 Gurke

■ Alle Zutaten gründlich waschen. Gurke und Karotten nicht schälen und an letzteren das Kraut belassen, wenn es sich um Bio-Gemüse handelt. Zerkleinern und zuerst eine Portion Petersilienblätter durch den Einfülltrichter drücken und danach abwechselnd Gurken- bzw. Karottenstücke, damit die faserreiche Petersilie nicht das Reibesieb verstopft. Nach dem Entsaften aufrühren und gleich trinken.
Reich an Betacarotin, Folsäure, Vitamin C, Kalzium, Magnesium, Silizium und Kalium.
Enthält Spuren von B-Vitaminen, Eisen und Zink.

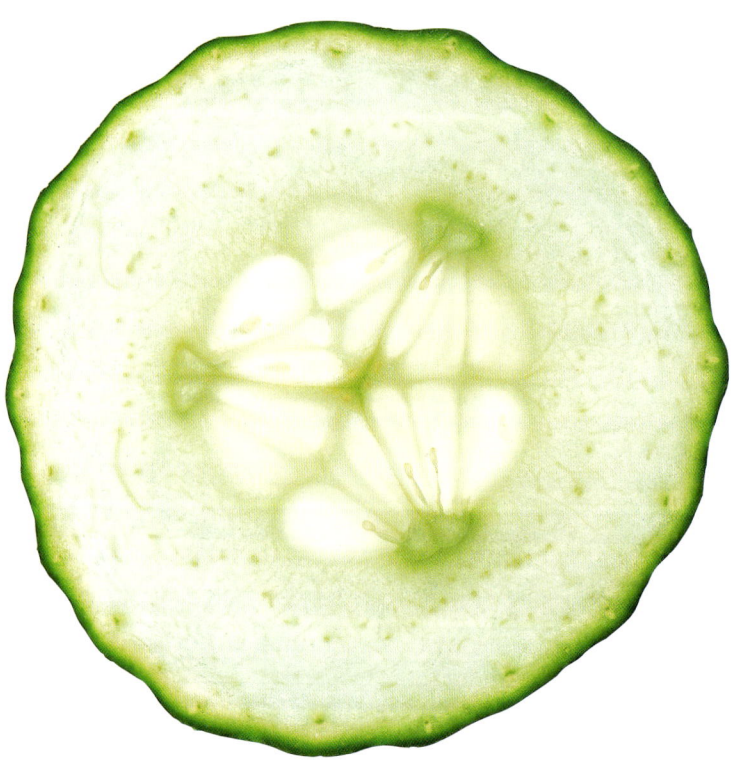

Chicorée

Chicoréesaft allein schmeckt sehr bitter und muss mit anderen Gemüsesäften vermischt werden. Wegen seines hohen Gehaltes an Betacarotin, Eisen und Kalium stimuliert er in hohem Maße das Immunsystem und soll der Sehkraft förderlich sein.

▌ CHICORÉE, KAROTTE UND SELLERIE

Ein ausgezeichneter Allround-Gesundheitstrank mit stark antioxidativer Wirkung. Der Chicorée reinigt insbesondere Leber und Blut – und erweist sich in Verbindung mit den Karotten, als sehr förderlich für die Sehkraft.

1 Chicorée
2 Karotten
2 Stangen Sellerie
Eine Hand voll Petersilie

■ Alle Zutaten unter fließendem Wasser gründlich waschen und dann abwechseld durch den Einfülltrichter des Entsafters drücken, damit die faserreichen Petersilienblätter das Gerät nicht verstopfen. Den Saft verrühren und gleich trinken.
Reich an Betacarotin, Folsäure, Kalzium, Eisen, Mangan, Magnesium, Kalium und den Vitaminen A, B_3 und C.
Enthält Spuren von anderen B-Vitaminen, Eisen und Zink.

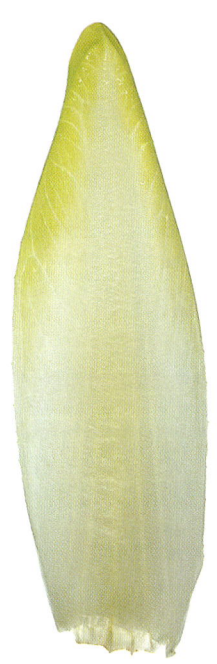

Knollensellerie

Ein wahrhaft köstliches Wurzelgemüse mit einem nussigen Geschmack, den viele Menschen dem Bleich- bzw. Staudensellerie vorziehen. Die Knolle wirkt harntreibend und reinigend und steckt voller Antioxidanzien. Sie wirkt gegen Arthritis und soll eine beruhigende Wirkung auf das Nervensystem haben.

▌ KNOLLENSELLERIE UND BRUNNENKRESSE

Dieser Saft-Cocktail ist eine wahre Antioxidanzien-Bombe mit zahlreichen Bio-Schutzstoffen und hoher Entgiftungswirkung. Er besitzt eine kräftige, eher scharfe und leicht erdige Geschmacksnote und ist ausgesprochen trüb – aber trotzdem gut trinkbar. Wem er zu scharf ist, fügt einfach ein, zwei Karotten mehr hinzu.

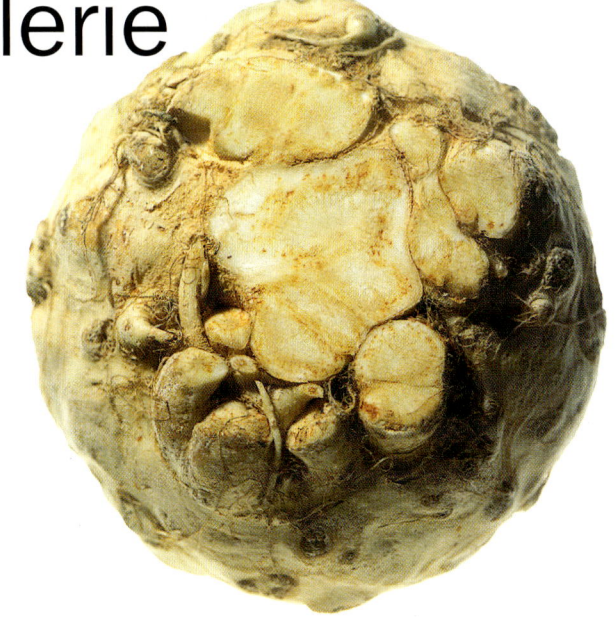

1/2 Sellerieknolle
Eine Hand voll Brunnenkresse
2 Karotten

■ Alle Zutaten gründlich waschen (besonders den Sellerie) und abwechselnd entsaften. Verrühren und sofort trinken.
Reich an Betacarotin, Vitamin C, Kalzium, Folsäure, Magnesium, Phosphor und Kalium.
Enthält Spuren von B-Vitaminen.

Zwiebel

Zwiebelsaft pur treibt einem die Tränen in die Augen, man sollte ihn also nicht unverdünnt trinken. Zwiebeln wirken jedoch stark abwehrstärkend, reinigend, entzündungshemmend und antibiotisch.

ZWIEBEL, GURKE UND KNOLLENSELLERIE

Der nussige Geschmack des Selleries und die wasserreiche Gurke lassen den scharfen Zwiebelgeschmack in den Hintergrund treten. Dieser Saft wirkt bei verstopften Atemwegen oder um eine aufziehende Erkältung abzuwehren. Eine weitere Karotte macht den Saft süßer.

1/2 Sellerieknolle
1/2 kleine Zwiebel
1 Gurke
2 Karotten

■ Sellerieknolle, Karotten und Gurke sorgfältig waschen und genügend zerkleinern – das gilt vor allem für den Sellerie, der sich meist nur in kleinen Stücken entsaften lässt. Die Zwiebel schälen. Alle Zutaten abwechselnd entsaften. Gut verrühren und gleich trinken.
Reich an Betacarotin, Folsäure, Vitamin C, Kalzium, Magnesium, Phosphor, Chlor, Silizium und Kalium.
Enthält Spuren von B-Vitaminen, Eisen, Kupfer und Zink.

ZWIEBEL UND GRAPEFRUIT

Klingt nach einer ungewöhnlichen Mischung und schmeckt auch etwas gewöhnungsbedürftig – ist aber enorm heilsam bei Katarrh und Heiserkeit und besonders reich an Antioxidanzien.

2 große, süße Grapefruit
1 kleine Zwiebel

■ Die Zutaten schälen, entsaften und sofort trinken.
Reich an Betacarotin, Folsäure, Vitamin C, Kalzium, Magnesium, Phosphor, Kalium und Chlor.
Enthält Spuren von Kupfer, Eisen, Mangan, Zink und den Vitaminen B und E.

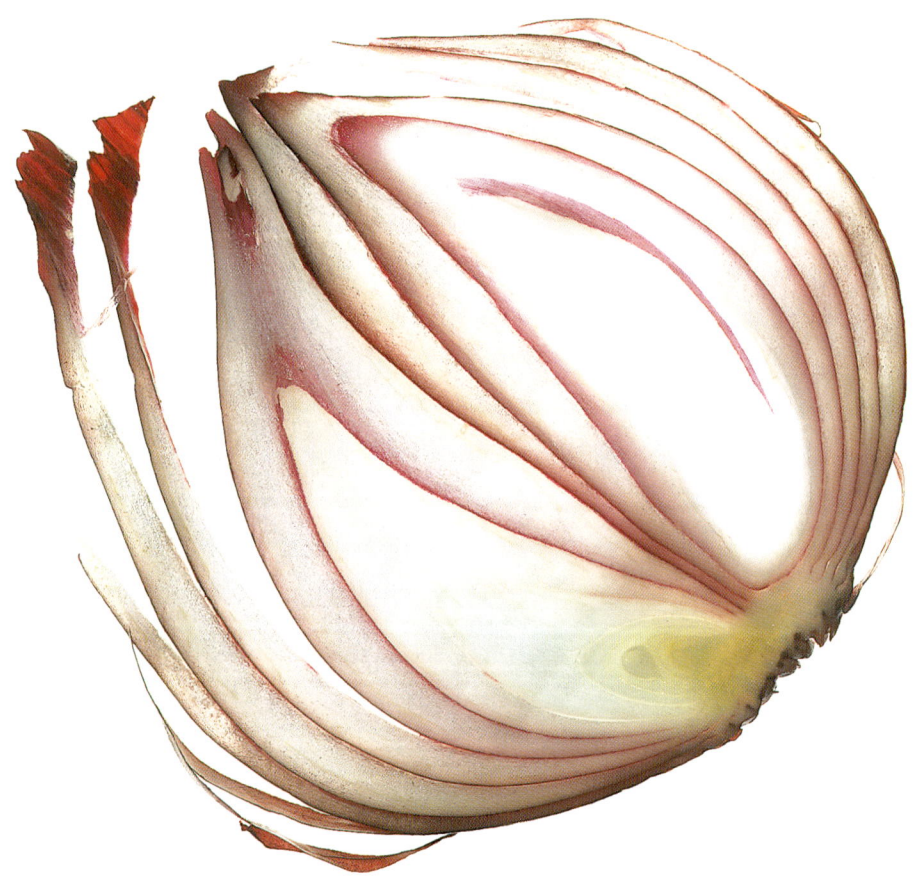

Fenchel

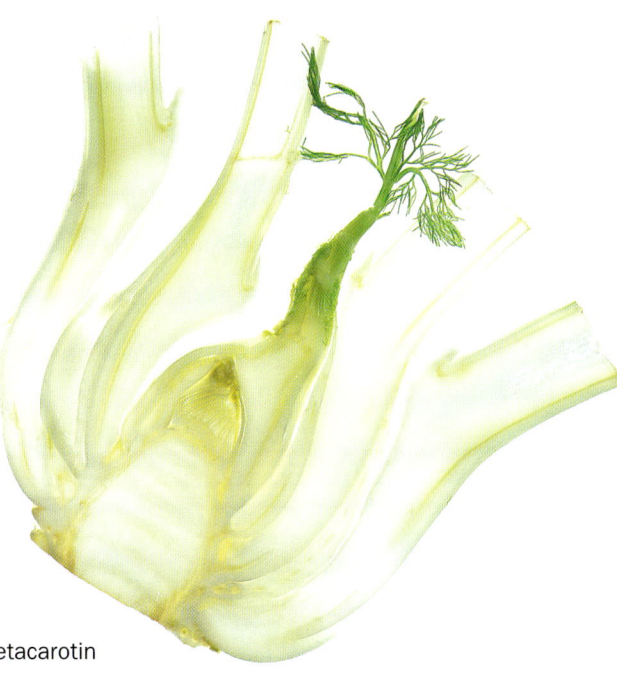

Auch Fenchelsaft sollten Sie nicht pur trinken. Naturärzte setzen Fenchel ein bei Übelkeit, Menstruationsbeschwerden und Problemen während der Wechseljahre. Das Gemüse reinigt die Haut von innen, ist ein ausgezeichnetes Mittel gegen Pickel und Hautunreinheiten, kräftigt das Blut und hilft beim Abnehmen.

FENCHEL UND GURKE

Ein leichter, süffiger Trank, der nach Pernod schmeckt! Wem er nicht süß genug ist, der fügt eine Karotte hinzu. Dieser Saft eignet sich hervorragend zum Abnehmen und unterstützt die Abwehrkräfte.

1 Fenchel
1/2 Gurke
2 Karotten

■ Alles unter fließendem Wasser waschen, genügend zerkleinern und anschließend entsaften. Verrühren und sofort trinken.
Reich an Vitamin C, Folsäure, Kalzium, Betacarotin und Kalium.
Enthält Spuren von B-Vitaminen, Eisen und Zink.

Pastinake

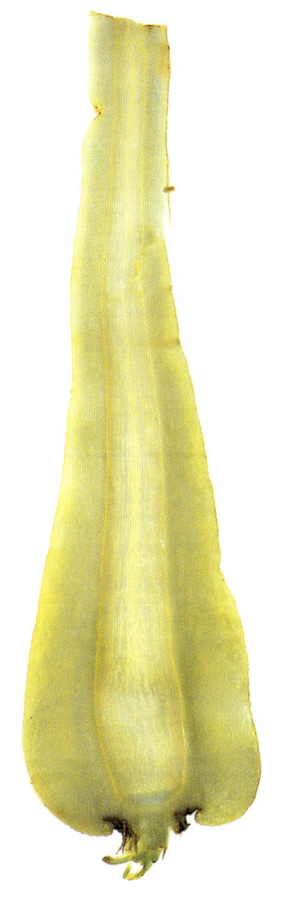

Die Pastinake ist eine Petersilienart und ergibt einen sehr süßen Saft, der die Fingernägel kräftigt, Bronchialbeschwerden lindert und entgiftend wirkt, besonders für die Nieren; zudem ist er mild abführend und harntreibend. Allein kann Pastinakensaft eventuell zu süß sein, sodass man ihn am besten mischt.

PASTINAKE UND KARTOFFEL

Kartoffelsaft pur ist nicht gerade eine Delikatesse, aber er passt gut zu der Süße der Pastinake und dem etwas schärferen Aroma der Selleriestangen. Der Gemüsecocktail liefert viel Vitamin C – und ist aufgrund der magensäurebindenden Eigenschaften der Kartoffel ausgesprochen beruhigend und reinigt das Verdauungssystem. Zudem wirkt er auf die Haut wie eine wahre Verschönerungskur.

2 Kartoffeln
2 Pastinaken
3 Stangen Sellerie

■ Alle Zutaten waschen und zerkleinern. Das Wurzelgemüse beim Entsaften mit den Selleriestangen abwechseln, da sie sehr fest sind und sich nur schwer entsaften lassen. Den Saft gut aufrühren und gleich trinken.
Reich an Folsäure, Kalzium, Magnesium, Phosphor, Kalium, Chlor, Mangan und den Vitaminen B_3, E und C.
Enthält Spuren von anderen B-Vitaminen, Kupfer, Eisen und Zink.

Knoblauch

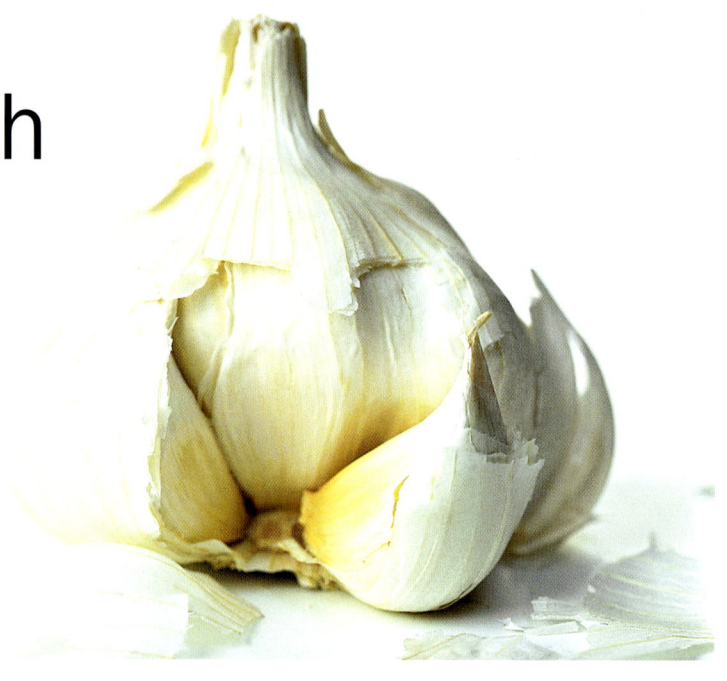

Vorsicht – dieses Rezept sollten Sie nicht ausprobieren, wenn Sie zu einer Party gehen! Die antibiotischen, antiviralen, antiseptischen und antibakteriellen Eigenschaften von Knoblauch spielen in der Gesundheitsvorsorge eine nicht zu unterschätzende Rolle. Die kleinen Knollen sollen auch Herzerkrankungen und Krebs entgegenwirken und sind eine wirksame Waffe bei der Abwehr von Erkältungen. Man braucht nur eine winzige Menge Saft, den man am besten süßeren Säften wie Karotte oder roter Bete zufügt.

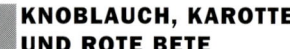 KNOBLAUCH, KAROTTE UND ROTE BETE

Dies ist der ultimative Antioxidanzien-Cocktail und Infektionsbekämpfer – er reinigt das Blut, kräftigt Herz und Kreislauf und senkt den Cholesterinspiegel. Wenn Sie diesen Mix gleich beim allerersten Anzeichen einer Erkältung trinken, bleiben Sie höchstwahrscheinlich davon verschont.

2 Knoblauchzehen
2 Karotten
2 kleine rote Bete
2 Stangen Sellerie

■ Die Zutaten waschen und die Knoblauchzehen schälen. Entsaften und sofort trinken.
Reich an Betacarotin, Folsäure, Kalzium, Eisen, Magnesium, Mangan, Kalium und den Vitaminen B_6, C und E.
Enthält Spuren von anderen B-Vitaminen und Zink.

Süßkartoffel (Batate)

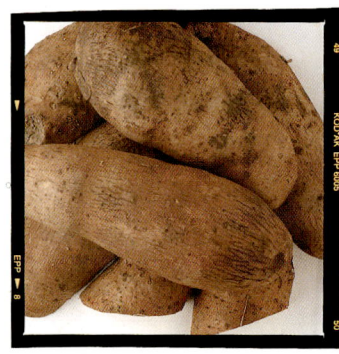

Süßkartoffelsaft schmeckt nicht ganz so schlimm wie „normaler" Kartoffelsaft, ist aber in Begleitung anderer Säfte trotzdem angenehmer zu trinken. Er steckt voller Antioxidanzien, ist höchst nahrhaft und wirkt stark entgiftend (insbesondere für die Verdauungsorgane) sowie kreislaufanregend. Darüber hinaus spendet er viel Energie und soll Geschwüren und Krebs entgegenwirken.

SÜSSKARTOFFEL, LAUCH UND KAROTTEN

Eine hervorragende Antioxidanzien-Quelle und rundherum gesundheitsförderlich. Dieser energiegeladene Saftcocktail lindert Kopfschmerzen und wirkt sehr reinigend.

1 große Süßkartoffel
1 Lauchstange
2 Karotten
2 Stangen Sellerie

■ Alle Zutaten waschen, entsaften und sofort trinken.
Reich an Betacarotin, Folsäure, Kalzium, Magnesium, Chlor, Phosphor, Kalium, Natrium und den Vitaminen B_3, C, E und K.
Enthält Spuren von anderen B-Vitaminen, Schwefel, Eisen und Zink.

Radieschen

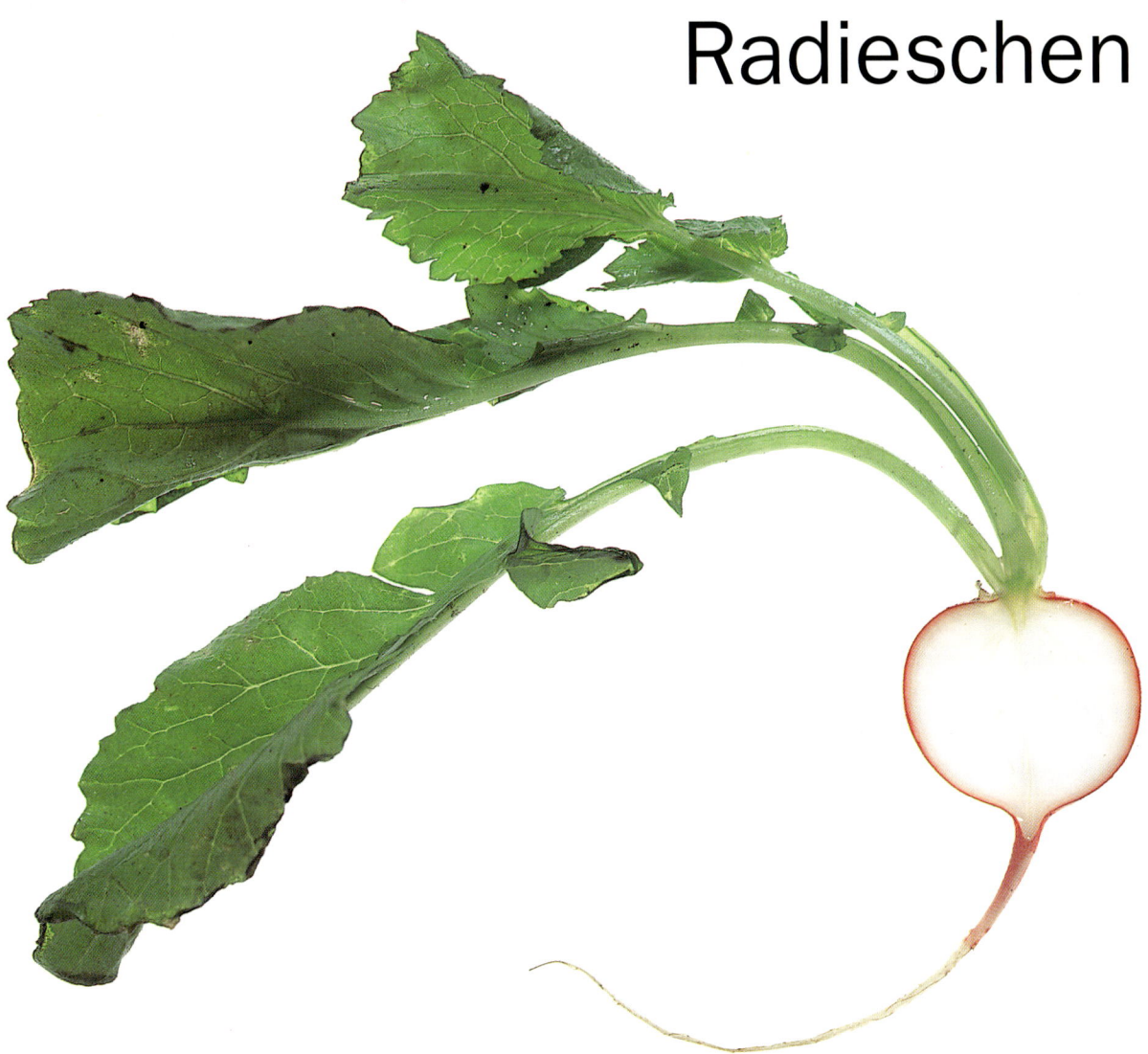

Der Saft dieser kleinen Knollen ist sehr scharf und unverdünnt ungenießbar. Er wirkt stark reinigend und antioxidativ und gehört somit zu jeder Entgiftungskur. Besonders gut ist er für das Atemsystem, denn er befreit die Nebenhöhlen und wehrt Infektionen ab; zudem unterstützt er die Verdauungsfunktionen.

▌RADIESCHEN, KOHL UND KAROTTEN

Radieschen und Blumenkohl ergeben einen Saft mit einem ziemlich scharfen, bitteren Geschmack, der jedoch dank der Karotten und des Weißkohls abgemildert wird. Verwenden Sie für diesen Saftcocktail keinen Grün- oder Rotkohl, sonst wird er unerträglich streng. Kohl wirkt Hautunreinheiten entgegen, und auch Karotten fördern eine gesunde Haut.

Abgesehen von diesen kosmetischen Wirkungen stimuliert der Saft die allgemeine Immunabwehr und soll Infektionen wirkungsvoll vorbeugen.

6 Radieschen
1/2 kleiner Weißkohl
1/2 kleiner Blumenkohl
2 Karotten

■ Alle Zutaten sorgfältig waschen, zerkleinern und abwechselnd entsaften. Gut verrühren und gleich trinken.
Reich an Betacarotin, Folsäure, Kalzium, Magnesium, Kalium, Eisen und den Vitaminen C, E und K.
Enthält Spuren von B-Vitaminen, Natrium, Schwefel und Zink.

TEIL 3

Fit-

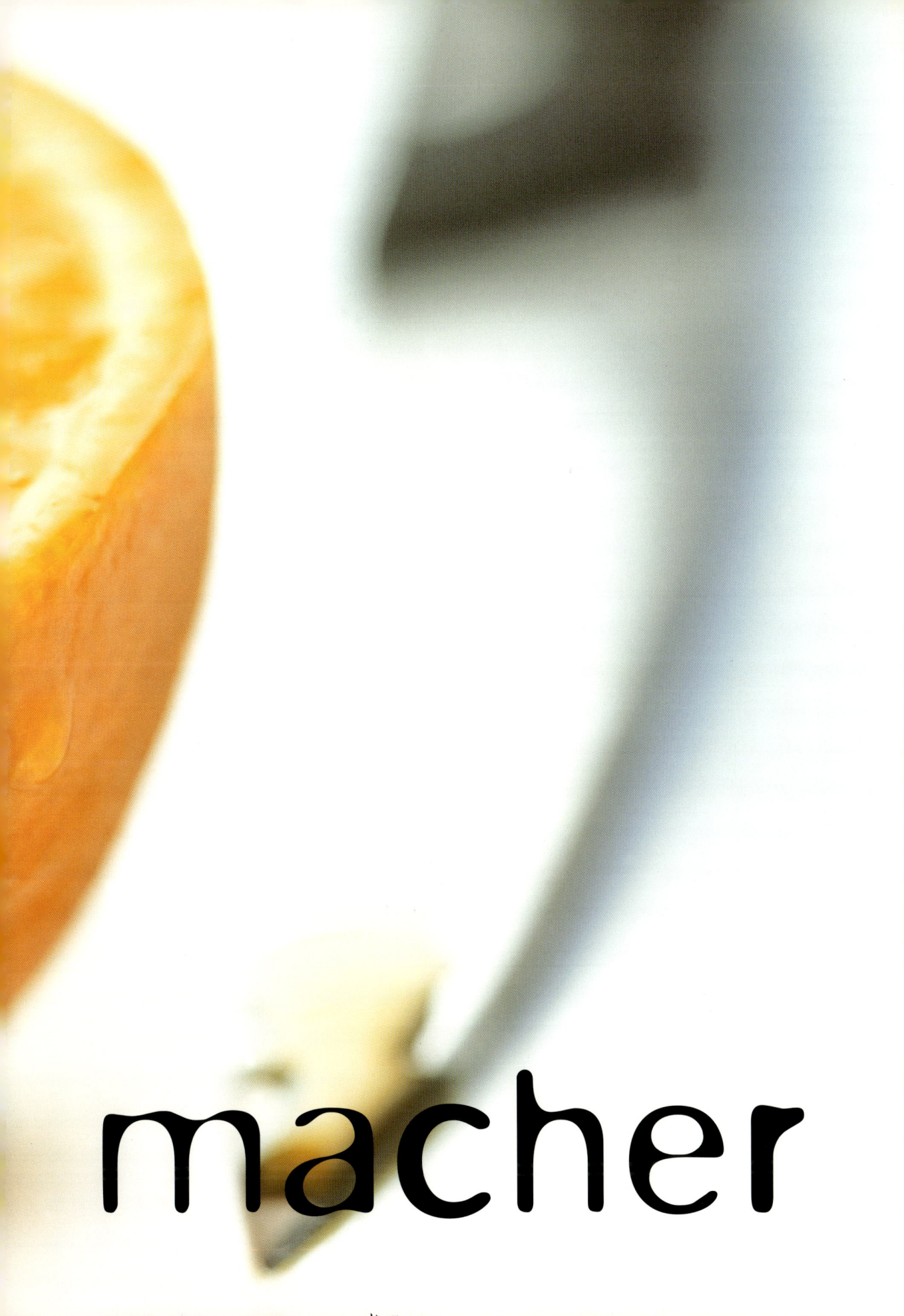

macher

Frischsäfte aus rohen Früchten und Gemüsen enthalten lebenswichtige Vitamine, Mineralien,
Enzyme und Zucker in konzentrierter Form. Beim Entsaften bleiben
alle Nährstoffe erhalten, die beim Kochen oft zerstört werden. Zudem sind sie
in dieser flüssigen Form dem Körper natürlich viel leichter zuzuführen, als wenn man,
die gleiche Menge Früchte oder Gemüse roh essen wollte. Der Körper kann einen Saft
unmittelbar aufnehmen und verwerten – und es ist zweifellos einfacher, ein Glas Karottensaft

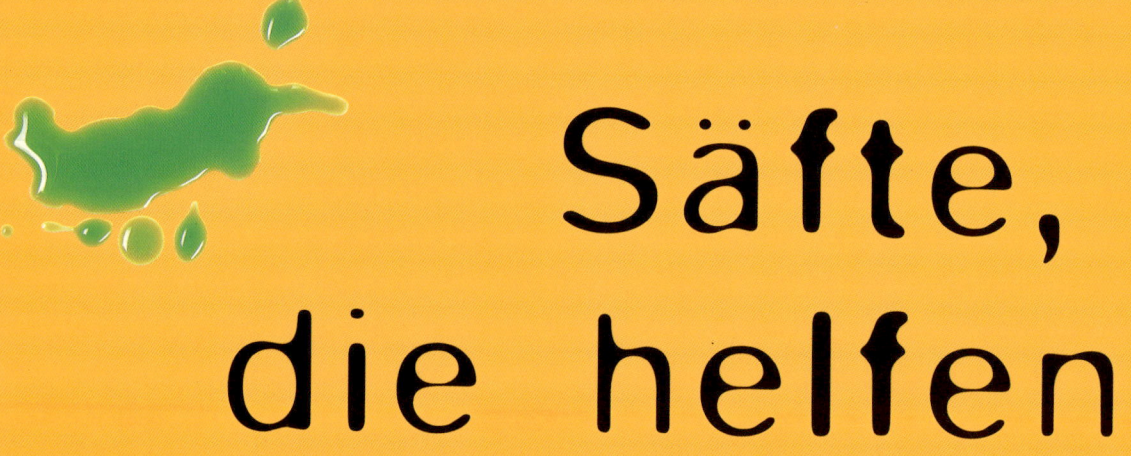

Säfte,
die helfen

zu trinken als ein Pfund Karotten zu knabbern! Säfte sind ausgesprochen nahrhaft und reinigen den Körper von innen, können aber darüber hinaus auch bestimmte Beschwerden
lindern und zu Heilzwecken eingesetzt werden. Wie die meisten Naturheilmittel
entfalten sie diese Wirkungen erst nach einem gewissen Zeitraum, aber
wenn Sie die Säfte täglich einnehmen, dann dürften Sie schon
nach wenigen Wochen positive Veränderungen
feststellen.

Säfte für
Kinder

Die in diesem Buch beschriebenen Fruchtsäfte schmecken süß und lecker und
kommen daher bei Kindern in der Regel
sehr gut an. Gerade heute, da die Kinder ständig
mit Werbung für minderwertiges Fastfood bom-
bardiert werden, sind Frischsäfte der einfachste
Weg, um sicherzustellen, dass die Kinder all die
Vitamine und Mineralien bekommen, die sie zum
Wachstum brauchen. Denken Sie daran, dass die
Säfte, die Sie an einer Safttheke kaufen können,
meist schon eine ganze Weile herumstehen,
sodass selbst „frisch ausgepresste" schon einen
großen Teil ihrer wertvollen Inhaltsstoffe verloren
haben. Die fertig abgefüllten „Saft-Drinks" aus
dem Supermarkt enthalten von vornherein nur
einen verschwindend geringen Anteil an „echtem"
Saft – meistens bestehen sie zu 90 % aus
Wasser, Zucker und nur einer Alibi-Menge an
Fruchtsaft.

Gemüsesäfte werden von Kindern oft weniger begeistert aufgenommen, da sie manchmal
etwas bitter schmecken. Sie sind für den
jugendlichen Organismus ohnehin zu intensiv –
mit Ausnahme von Mischungen, die Karotten-
oder rote Bete-Saft enthalten. Sie sind süßer
als die meisten anderen Gemüsesäfte und können Kindern gelegentlich gegeben werden.

Die meisten Eltern wissen aus eigener Erfahrung, dass es recht schwierig – wenn nicht
gar aussichtslos – sein kann, ihre Sprösslinge
zum Verzehr von ausreichend Obst und Gemüse
zu bewegen. Hier können Säfte die Lösung

sein! Sie enthalten lebenswichtige Nährstoffe
in flüssiger Form, die von Kindern meistens be-
reitwillig angenommen wird.

Für Kinder unter sieben Jahren sollte man
die Säfte stets mit der gleichen Menge Wasser verdünnen. Für Kinder zwischen 7 und 14
halbieren Sie bitte die in den Rezepten ange-
gebenen Zutatenmengen, denn diese sind für
Erwachsene berechnet. Kinder über 14 Jahren
können dann die gleiche Menge Saft trinken wie
Erwachsene, dies gilt auch für das Mischungs-
verhältnis. Kleinkinder sollten nicht mehr als
ein Glas Saft pro Tag trinken, bei Teenagern
können es dann bis zwei Gläser sein.

Sie können den Säften auch Bio-Jogurt oder
Tofu zugeben und Ihren Kindern diese „Smoothies" als Cocktails anbieten (siehe Seite 41).
Auf diese Weise werden die Getränke zusätzlich
mit Eiweiß angereichert. Einfach wie gewohnt
entsaften und den Saft dann im Mixer oder in
der Küchenmaschine mit Jogurt oder Tofu
mischen.

Die süßesten Säfte sind bei Kindern natürlich am beliebtesten – etwa reiner Birnen- oder
Apfelsaft, oder Säfte, die Banane, Mango oder
Papaya enthalten. Diese Säfte sind auch hervorragende Energiespender. Beginnen Sie
schon frühzeitig mit dem Safttrinken – Ihre
Kinder werden dann gesünder sein und weniger
anfällig für Ansteckungen und sie gewöhnen
sich etwas an, das ihnen ihr ganzes Leben lang
von Nutzen sein wird.

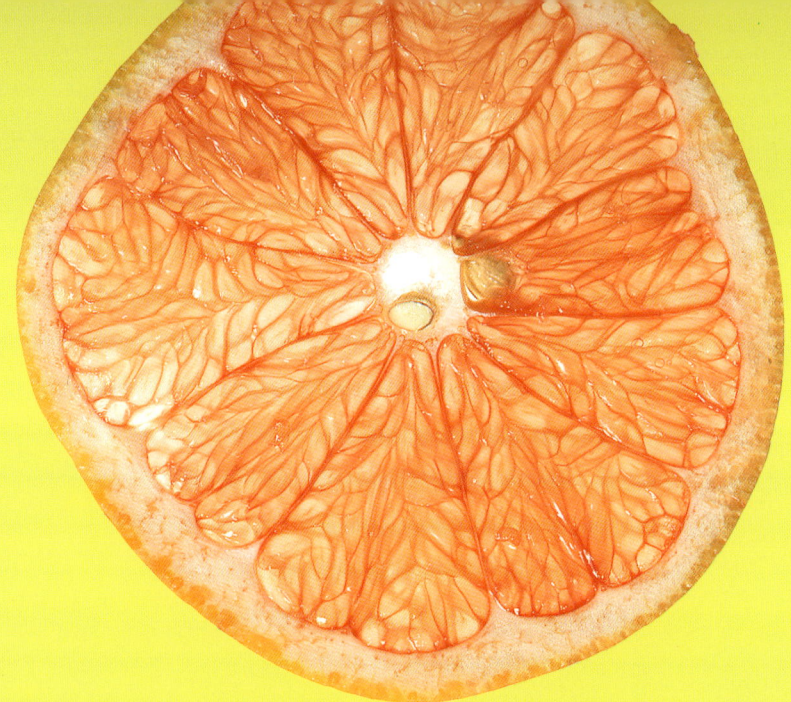

■ Abkühlung

Wenn der Körper überhitzt ist (ob witterungsbedingt oder nach intensiver körperlicher Betätigung), ist Selleriesaft eines der effektivsten Mittel, ihn wieder abzukühlen. Damit wird nicht nur die normale Körpertemperatur, sondern auch der Salzhaushalt wieder hergestellt. Trinken Sie alle zwei bis drei Stunden einen der folgenden Säfte:

Sellerie, Kohl und Karotte (Seite 71)
Sellerie, Brunnenkresse und Paprika (Seite 71)
Tomate und Sellerie (Seite 70)

■ Abnehmen

Wenn Sie übergewichtig sind, können Sie mit einer vernünftigen, ausgewogenen und kontrollierten Diät am ehesten abnehmen. Crash-Diäten bringen langfristig bekanntlich überhaupt nichts, denn gleich danach holt sich der Körper die mühsam abgespeckten Pfunde rasch wieder zurück. Sehr viel sinnvoller ist eine allmähliche Gewichtsabnahme. Eine 1- bis 3-tägige Saftkur ist ein sehr guter Einstieg, denn dabei verlieren Sie nicht nur an Gewicht, sondern werden sich rundum viel besser fühlen. Und das wird man Ihnen auch deutlich ansehen, was Sie wiederum motiviert weiterzumachen! Mit einem bis drei frischen Säften pro Tag tun Sie Ihrem Körper wirklich etwas Gutes, die Säfte liefern nämlich eine ausgezeichnete Basis für Ihre Diät. Sie werden auch feststellen, dass Säfte erstaunlich satt machen – allerdings auf weitaus gesündere Weise als eine Tafel Schokolade! Drei besonders empfehlenswerte Säfte sind:

Brokkoli und rote Bete (Seite 68)
Fenchel und Gurke (Seite 79)
Birnensaft pur (Seite 48)

■ Akne

Hautunreinheiten sind zumeist auf hormonelle Störungen oder eine mangelhafte Ernährung zurückzuführen – oft auch auf beides. Gemeinhin gelten Hautunreinheiten als Pubertätsproblem, aber sie können jederzeit auftreten. So klagen viele Frauen, egal welchen Alters, über Pickelbildung kurz vor der Regelblutung. Zur Bekämpfung von Akne können Sie täglich zwei bis drei Gläser einer der folgenden Säfte zu sich nehmen – am besten abwechselnd:

Beeren und Kirschen (Seite 65)
Brokkoli und rote Bete (Seite 68)
Karotte und Apfel (Seite 66)
Orange und Grapefruit (Seite 58)
Spinat, Kohl und Spargel (Seite 74)

■ Alterserscheinungen

Die Vitamine A (Betacarotin in Früchten und Gemüsen), C und E und die Mineralien Zink und Selen zählen zu den wichtigsten Antioxidanzien. Sobald sie vom Körper aufgenommen werden, bekämpfen sie die so genannten freien Radikale – elektrochemisch instabile Moleküle, hervorgerufen durch Umweltverschmutzung, Zigarettenrauch, Pestizide, Medikamente, zu reichliches Essen, Stress und bestimmte Nahrungsmittel.

Freie Radikale stehen unter dem Verdacht, auf zellulärer Ebene viele degenerative Erkrankungen zu verursachen, die mit Alterungsprozessen in Verbindung gebracht werden. Sie reagieren mit anderen, „gesunden" Molekülen, machen diese dadurch ebenfalls instabil – und setzen auf diese Weise eine Zellen zerstörende Kettenreaktion in Gang. Dies kann zu ernsthaften Verfallserscheinungen wie Krebs und Herzerkrankungen führen, aber auch andere Zeichen vorzeitiger Alterung auslösen, etwa Faltenbildung und nachlassende Muskelkraft. Wer möglichst viele unterschiedliche Säfte trinkt, sorgt dabei für einen wirksamen Rundumschutz. Trinken Sie von den nachfolgend genannten Säften mindestens einen, besser aber noch zwei oder drei pro Tag:

Beeren und Kirschen (Seite 65)
Karotte und Apfel (Seite 66)
Karotte und Gewürzkräuter (Seite 66)
Orange und Grapefruit (Seite 58)
Papaya und Ingwer (Seite 51)

■ Anämie (Blutarmut)

Unter einer durch Eisenmangel verursachten Anämie leiden besonders Frauen mit starken Regelblutungen oder Frauen, die mit ihrer Ernährung nicht genügend Eisen (und möglicherweise auch Folsäure) aufnehmen. Hier kann eine vermehrte Aufnahme von dunklem Fleisch und Leber Abhilfe schaffen – und abwechselnd ein oder zwei dieser Säfte pro Tag:

Aprikose und Kiwi (Seite 50)
Brombeere und Wassermelone (Seite 47)
Brokkoli und rote Bete (Seite 68)
Trauben und Pflaumen (Seite 53)
Spinat, rote Bete und Avocado (Seite 74)

■ Arthritis und Rheumatismus

Rheumatismus ist die Bezeichnung für Schmerzen und Steifheit von Muskeln und Gelenken, während Arthritis schmerzhafte, entzündliche Anschwellungen der Gelenke bezeichnet. Bei der Osteoarthrose, einer degenerativen Erkrankung der Gelenke, kommt es zum Abbau der schützenden Knorpelschicht in Fingern, Knien, in der Hüfte und der Wirbelsäule. Dies löst starke Schmerzen und Schwellungen aus, die bis zur Unbeweglichkeit führen können.

Einige Säfte enthalten enzündungshemmende Stoffe und können daher Schwellungen und die damit verbundenen Schmerzen und Beschwerden lindern. Trinken Sie von den folgenden Säften einen pro Tag und vergessen Sie nicht, sie abzuwechseln:

Rote Bete und Gurke (Seite 67)
Knollensellerie und Brunnenkresse (Seite 77)
Kirsche und Nektarine (Seite 53)
Gurke, Karotte und Rucola (Seite 76)
Spinat, rote Bete und Apfel (Seite 74)

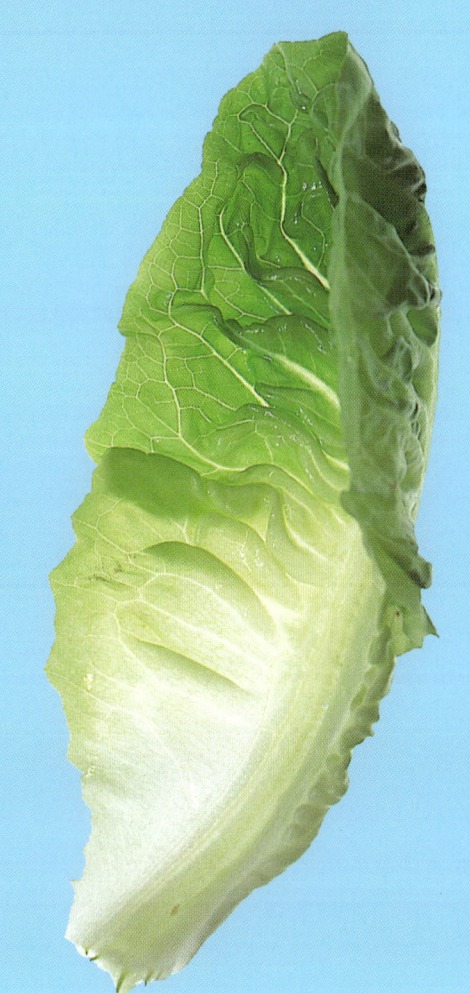

■ Asthma

Asthma kann durch allergische Reaktionen, in der Luft befindliche Schadstoffe, Angstzustände und Kaltluft hervorgerufen werden – es gibt die unterschiedlichsten Auslöser. Häufig helfen bereits Entspannungsübungen und Atemtechniken, aber auch die folgenden Säfte können Asthmaanfälle lindern:

Banane und Preiselbeere (Seite 61)
Beeren und Kirschen (Seite 65)
Brokkoli und rote Bete (Seite 68)
Salat und Tomate (Seite 72)

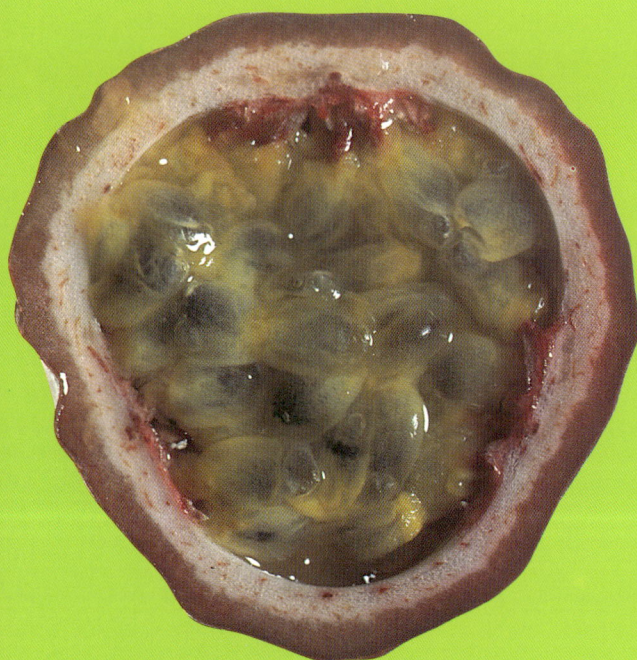

■ Augen

Die Wissenschaft hat inzwischen bewiesen, dass unsere Großmütter doch Recht hatten – wer viel Karotten isst, kann nachts besser sehen! Karotten – und auch eine Reihe anderer Früchte und Gemüse – enthalten Augen schützende Carotinoide. Im Interesse der Gesundheit Ihrer Augen sollten Sie täglich einen der folgenden Säfte zu sich nehmen – am besten jeden Tag einen anderen:

Brokkoli und rote Bete (Seite 68)
Chicorée, Karotte und Sellerie (Seite 77)

Karotte und Gewürzkräuter (Seite 66)
Mango-Cocktail (Seite 55)

■ Blähungen

Übermäßige Gasbildung im Darm ist ein untrügliches Zeichen dafür, dass mit der Verdauung etwas nicht stimmt. Kräutertees wie Pfefferminz, Fenchel und Ingwer können dann den Darmtrakt beruhigen. Hilfreich ist es auch, Mahlzeiten zu vermeiden, die sowohl Kohlenhydrate, als auch Eiweiß enthalten. Die folgenden Säfte haben ebenfalls eine besänftigende Wirkung auf den Verdauungstrakt – trinken Sie davon täglich ein oder zwei und wechseln Sie sie möglichst häufig ab:

Kohl, Quitte und Karotte (Seite 69)
Gurke und Ingwer (Seite 76)
Fenchel und Gurke (Seite 79)
Papaya und Ingwer (Seite 51)

■ Blasenentzündung
(Zystitis)

Eine Zystitis ist eine sehr unangenehme und langwierige Erkrankung; sie ist nicht nur mit einem gesteigerten Harndrang verbunden, der sehr lästig sein kann, sondern auch mit einem schmerzhaften Brennen beim Wasserlassen. Verursacht wird sie durch eine bakterielle Infektion der Harnblase, die durch Aufnahme von möglichst viel Wasser ausgeschwemmt werden muss. Die folgenden Säfte können diesen Prozess unterstützen und sollten daher ein oder zweimal pro Tag getrunken werden:

Banane und Preiselbeere (Seite 61)
Paprika und Karotte (Seite 73)
Rübe, Karotte und Löwenzahn (Seite 75)

■ Bluthochdruck

Stress, Rauchen und übermäßiger Genuss von Alkohol sowie salz- und fettreichen Speisen tragen zu hohem Blutdruck bei – ebenso Kaffee und Tee. Wenn Sie unter hohem Blutdruck leiden, sollten Sie also tunlichst Ihre Ernährung umstellen und die genannten Risikofaktoren meiden. Versuchen Sie außerdem Stress entgegenzuwirken, etwa mit Meditation und anderen Entspannungstechniken. Auch die folgenden Säfte können ihren Teil dazu beitragen, dass sich Ihr Blutdruck wieder einpendelt – trinken Sie davon im täglichen Wechsel einen pro Tag:

Rote Bete und Gurke (Seite 67)
Knoblauch, Karotte und rote Bete (Seite 80)
Tomate und Sellerie (Seite 70)

■ Cellulite

Obwohl manche die „Orangenhaut" für eine lukrative Erfindung der Schönheitsindustrie halten, sind sich die meisten Frauen doch einig, dass zwischen Cellulite und normalem Fettansatz ein Unterschied besteht. Die Cellulite tritt in Form kleiner Grübchen vorzugsweise an Oberschenkeln, Gesäß, Bauch und Oberarmen auf und ist meist ein Anzeichen dafür, dass das Lymphsystem nicht mehr in der Lage ist, die Giftstoffe nachhaltig aus dem Körper auszuscheiden. Regelmäßige körperliche Betätigung und Massagen bzw. Bürsten können das Hautbild verbessern – aber auch die folgenden Säfte dürften die inneren Entschlackungsprozesse wieder ankurbeln, vor allem wenn sie täglich und abwechselnd getrunken werden:

Gurke, Petersilie und Karotte (Seite 76)
Paprika und Artischocke (Seite 73)
Spinat, Kohl und Spargel (Seite 74)
Rübe, Karotte und Löwenzahn (Seite 75)

■ Cholesterin

Der übermäßige Verzehr von Nahrungsmitteln mit gesättigten Fetten führt im Körper zu einer erhöhten Bildung von Cholesterin. Dieses kann sich an den Gefäßwänden ablagern und Arteriosklerose verursachen. Cholesterin wird mit Herzerkrankungen, Gallensteinen und Cellulite in Verbindung gebracht. Gesättigte Fette sind vor allem in dunklem Fleisch und in Milch- und Fritierprodukten enthalten; diese Nahrungsmittel sind daher möglichst zu vermeiden. Folgende Säfte fördern die Gesundheit der Arterien – trinken Sie davon einen pro Tag und wechseln Sie die Säfte ab:

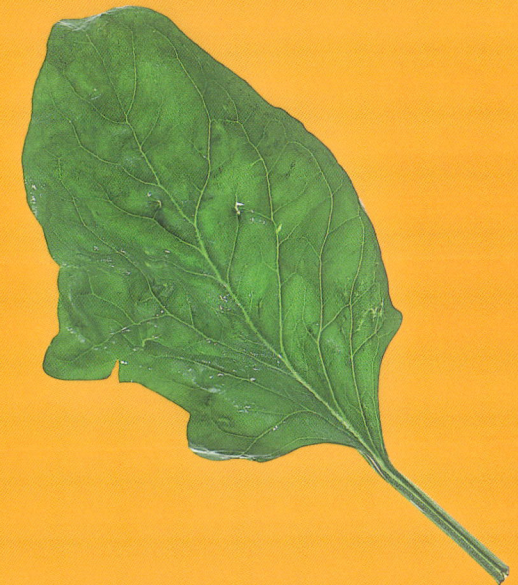

Knoblauch, Karotte und rote Bete (Seite 80)
Orange und Grapefruit (Seite 58)
Ananas, Banane und Apfel (Seite 62)
Tomate und Sellerie (Seite 70)

■ Durchfall

Durchfall kann verschiedene Ursachen haben – von Parasitenbefall über Lebensmittelvergiftung und Stress bis zu „Jetlag"-Problemen. Bei anhaltendem Durchfall ist unbedingt ein Arzt aufzusuchen. In der Zwischenzeit nichts essen, möglichst viel Wasser trinken und es mit einem oder zwei der folgenden Säfte versuchen:

Apfelsaft, im Verhältnis 50:50 mit gefiltertem, stillem Wasser verdünnt (Seite 46)
Karottensaft, im Verhältnis 50:50 mit gefiltertem, stillem Wasser verdünnt (Seite 66)
Wenn die Symptome schwächer werden:
Pflaume und Ananas (Seite 63)

■ Ekzeme und Psoriasis

Diese Hauterkrankungen sind weit verbreitet und können die verschiedensten Ursachen haben, etwa Stress, Allergien, Erschöpfungszustände oder auch eine entsprechende genetische Veranlagung. Hier kann ein warmes Bad mit beruhigendem Kamillen-, Lavendel- oder Geranium-Öl eine Wohltat sein. Beruht das Leiden auf Stress oder

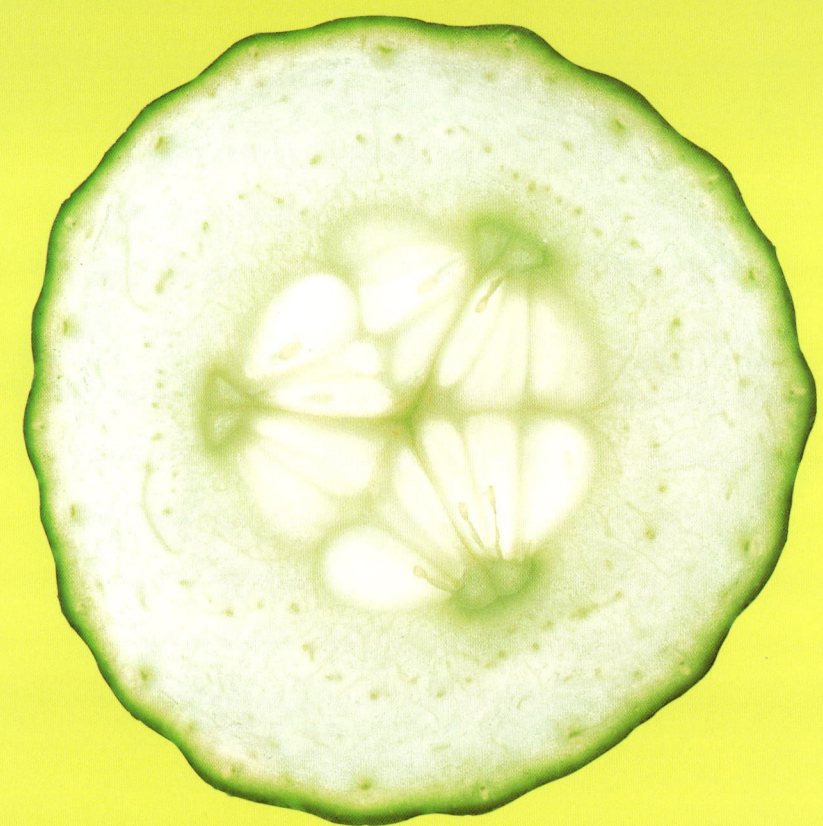

Erschöpfung, empfehlen sich Entspannungsübungen und Ruhe – und täglich einen oder zwei der folgenden reinigenden, entschlackenden Säfte:

Apfelsaft pur (Seite 46)
Aprikose und Kiwi (Seite 50)
Mango-Cocktail (Seite 55)
Birnensaft pur (Seite 48)

■ Energiespender

Diese Säfte wirken in jedem Fall belebend, egal ob Sie unter ständiger Müdigkeit leiden oder Ihrem Körper einfach kurzfristig mehr Schwung geben wollen. Trinken Sie täglich einen oder zwei Säfte und wechseln Sie häufig ab:

Apfelsaft pur (Seite 46)
Brombeere und Wassermelone (Seite 47)
Karotte und Kiwi (Seite 66)
Trauben, Ananas und Aprikose (Seite 53)
Salat und Apfel (Seite 72)
Orange und Karotte (Seite 58)

■ Entgiftung

Sehr viele der vorgestellten Säfte wirken in hohem Maße reinigend, unterstützen den Körper bei der Ausscheidung von Giftstoffen und helfen ihm, angegriffene Zellen zu reparieren und neue aufzubauen. Dabei spielt es keine Rolle, ob diese Säfte regelmäßig oder im Rahmen einer Saftkur (siehe Seite 100–123) getrunken werden. Zu den wirkungsvollsten gehören:

Kohl und Süßkartoffel (Seite 69)
Karotte und Apfel (Seite 66)
Knollensellerie und Brunnenkresse (Seite 77)
Kiwi-Cocktail (Seite 54)
Orange und Banane (Seite 58)
Spinat, rote Bete und Avocado (Seite 74)

■ Fieber

Naturheilkundler werten Fieber als ein gutes Zeichen – heizt sich doch der Körper dabei gezielt auf, um eingedrungene Bakterien zu bekämpfen und mit den höheren Temperaturen abzutöten. Länger anhaltende Fieberzustände können allerdings gefährlich werden, andererseits sollte man die erhöhte Körpertemperatur nicht voreilig senken, bevor sie ihren Zweck erfüllt hat, denn sonst könnte die Infektion gleich wieder aufflammen. Bei hohem Fieber sollten Sie – besonders bei Kindern – stets einen Arzt konsultieren. Tritt das Fieber jedoch in relativ milder Form zusammen mit einer Grippe auf, bleibt man am besten einfach im Bett, trinkt möglichst viel Wasser – und täglich im Wechsel bis zu drei der folgenden Säfte:

Birnensaft pur (Seite 48)
Ananassaft pur (Seite 62)
Erdbeeren und rote Johannisbeeren (S. 65)

■ Fingernägel

Viele Menschen leiden unter brüchigen Fingernägeln, die leicht splittern oder einreißen oder deutliche Rillen und Flecken aufweisen. Die meisten Säfte enthalten Vitamine und Mineralien, die solche Schwächen zu beheben helfen – sofern man sie regelmäßig, d.h. täglich trinkt. Zwei Säfte sind besonders gut bei Nagelproblemen:

Gurke und Ingwer (Seite 76)
Papaya-Saft pur (Seite 51)

■ Gallensteine

Gallensteine sind kieselförmige Ablagerungen in der Gallenblase, die in der Regel durch eine allzu fettreiche Ernährung hervorgerufen werden. Es kann vorkommen, dass sie über lange Zeit gänzlich unbemerkt bleiben oder nur geringe Symptome verursachen, etwa leichte Magenverstimmungen oder Völlegefühle nach fett-

reichen Mahlzeiten. Hier wäre es natürlich zunächst einmal sinnvoll, Fett möglichst zu vermeiden – aber auch die folgenden Säfte, täglich getrunken, können Abhilfe schaffen:

Rote-Bete-Saft pur (Seite 67)
Papaya und Ingwer (Seite 51)
Radieschen, Kohl und Karotten (Seite 81)

■ Haare

Die Haare selbst sind verhornt und leblos, während die Haarwurzeln höchst lebendig sind. Die folgenden Säfte liefern genau jene Vitamine und Mineralien, die für die Gesundheit der Haare unerlässlich sind. Trinken Sie davon einen Saft pro Tag – im täglichen Wechsel:

Beeren und Kirschen (Seite 65)
Kohl und Süßkartoffel (Seite 69)
Mango-Cocktail (Seite 55)

■ Halsentzündung

Unangenehme Schluckbeschwerden sind oft ein Symptom einer Erkältung oder einer Infektion der Atemwege. Gönnen Sie Ihrem Körper viel Ruhe und trinken Sie täglich abwechselnd einen bis drei der folgenden Säfte:

Sellerie, Kohl und Karotte (Seite 71)
Zwiebel und Grapefruit (Seite 78)
Brunnenkresse und Karotte (Seite 70)

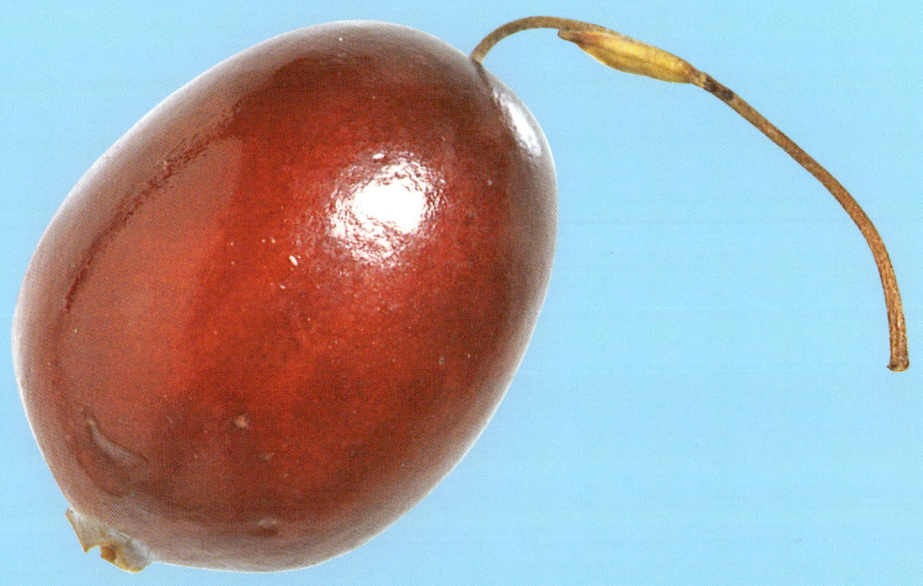

■ Harnverhaltung

Ungenügende Flüssigkeitsausscheidung aus dem Körper ist für zahlreiche Menschen ein Dauerproblem; bei vielen Frauen lagert sich vor oder während der Menstruation Wasser im Körper ein. Hier ist es oft hilfreich, viel Wasser zu trinken und Kaffee und Tee zu meiden; auch sanfte rhythmische Bewegungsübungen haben sich bewährt. Und natürlich gibt es noch jede Menge Säfte mit harntreibenden Wirkstoffen. Von den folgenden sollten Sie ein bis drei pro Tag trinken und dabei möglichst abwechseln:

Aprikose und Kiwi (Seite 50)
Karotte und Kiwi (Seite 66)
Gurke, Petersilie und Karotte (Seite 76)
Karotte und Gewürzkräuter (Seite 66)
Melone und Traube (Seite 56)
Himbeere und Melone (Seite 64)
Rübe, Karotte und Löwenzahn (Seite 75)
Wassermelone und Brombeere (Seite 60)

■ Hautprobleme

Wenn Sie regelmäßig reinigende, antioxidative Säfte zu sich nehmen, tun Sie Ihrem Körper damit nicht nur innerlich, sondern auch äußerlich sehr viel Gutes. Sie werden das schon nach kurzer Zeit an Ihrem verbesserten Hautbild bemerken, besonders wenn Sie gleich mit einer Saft-Fastenkur beginnen – feine Fältchen werden geglättet, Unreinheiten verschwinden und Ihre Haut blüht regelrecht auf! Trinken Sie von den folgenden Säften einen bis drei pro Tag und wechseln Sie dabei häufig ab:

Kohl und Süßkartoffel (Seite 69)
Kirschsaft pur (Seite 53)
Mango-Cocktail (Seite 55)
Pastinake und Kartoffel (Seite 79)
Paprika und Karotte (Seite 73)

■ Husten, Erkältungen

Infektionen und Erkältungskrankheiten lassen sich abwenden, wenn man pro Tag ein oder zwei Säfte zu sich nimmt, die die körpereige-

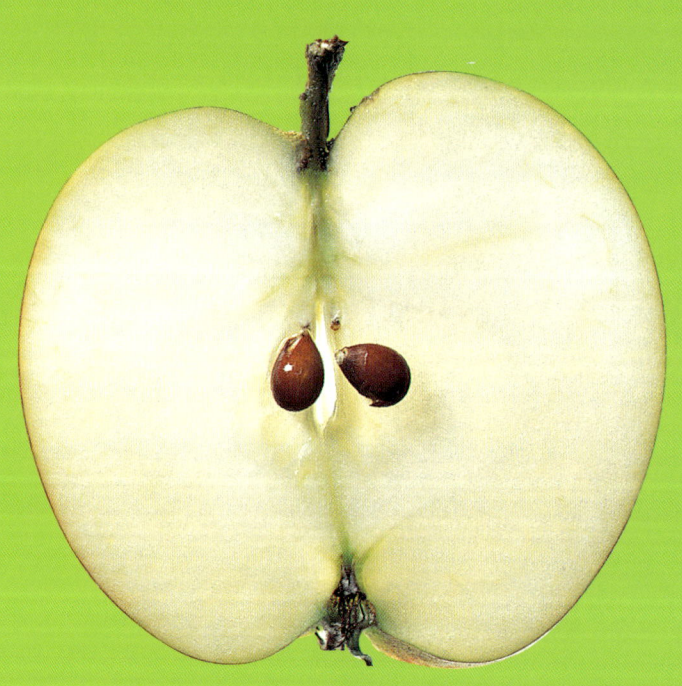

nen Abwehrkräfte besonders stärken. Trinken Sie gleich beim ersten Anzeichen täglich bis zu vier Gläser; Knoblauch- und Zwiebelsäfte sind zu diesem Zeitpunkt besonders wichtig und können eine Erkältung sogar umgehend zum Stillstand bringen. (Siehe auch *Halsentzündung*, Seite 91)

Karotte und Apfel (Seite 66)
Rote Bete und Karotte (Seite 67)
Knoblauch, Karotte und rote Bete (Seite 80)
Zwiebel, Knollensellerie und Gurke (Seite 78)
Orange und Grapefruit (Seite 58)
Spinat, Kohl und Spargel (Seite 74)
Brunnenkresse und Karotte (Seite 70)

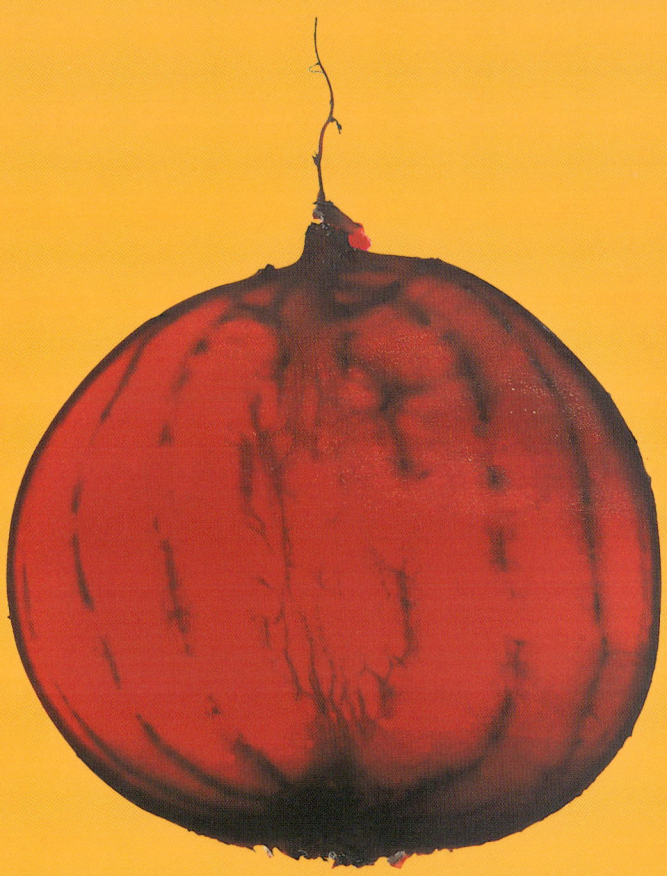

■ Immunsystem

Durch die vermehrte Aufnahme von Antioxidanzien stimulieren Sie Ihre körpereigenen Abwehrkräfte gegen Infektionen und Krankheiten aller Art (siehe auch *Alterserscheinungen*, Seite 86). Die meisten Säfte in diesem Buch sind ausgezeichnete Immunverstärker, sodass Sie Ihre Gesundheit wirkungsvoll schützen, wenn Sie regelmäßig zwei bis drei davon pro Tag trinken. Zu den besonders antioxidativen Säften gehören:

Rote Bete und Karotte (Seite 67)
Kohl und Süßkartoffel (Seite 69)
Karotte und Apfel (Seite 66)
Zwiebel, Knollensellerie und Gurke (Seite 78)
Radieschen und Kohl (Seite 81)
Rüben-Tonic (Seite 75)
Brunnenkresse und Karotte (Seite 70)

■ Kopfweh und Migräne

Diese Schmerzen können die vielfältigsten Ursachen haben – Stress, Anspannung, unausgewogene Ernährung, Verdauungsprobleme, hormonelle Störungen, Allergien oder Erschöpfung. Wenn Sie häufig unter Kopfweh leiden, sollten Sie einen Arzt aufsuchen. Leichte Schmerzen lassen sich durch Einmassieren von Lavendelöl in die Schläfen lindern. Versuchen Sie es auch einmal mit folgenden

Säften, von denen Sie – abwechselnd – täglich bis zu drei trinken können:

Kirsche und Nektarine (Seite 53)
Paprika und Karotte (Seite 73)
Süßkartoffel, Lauch und Karotte (Seite 80)

■ Krämpfe

Krämpfe beruhen oft auf einem Mangel an bestimmten Mineralien, etwa Magnesium und Kalium. In schwarzen Johannisbeeren, Passionsfrüchten und Melonen sind diese wichtigen Vitalstoffe reichlich enthalten. Auch Bananen habe krampflösende Eigenschaften. Zur Linderung empfiehlt sich der Genuss von einem oder zwei der folgenden Säfte pro Tag:

Banane und Melone (Seite 61)
Brombeere und Wassermelone (Seite 47)
Melone und Trauben (Seite 56)

■ Krebsvorbeugung

Es gibt unterschiedliche Arten von Krebs, die bei unterschiedlichen Menschen durch die unterschiedlichsten Auslöser hervorgerufen werden. Es gibt jedoch einige Schutzmaßnah-

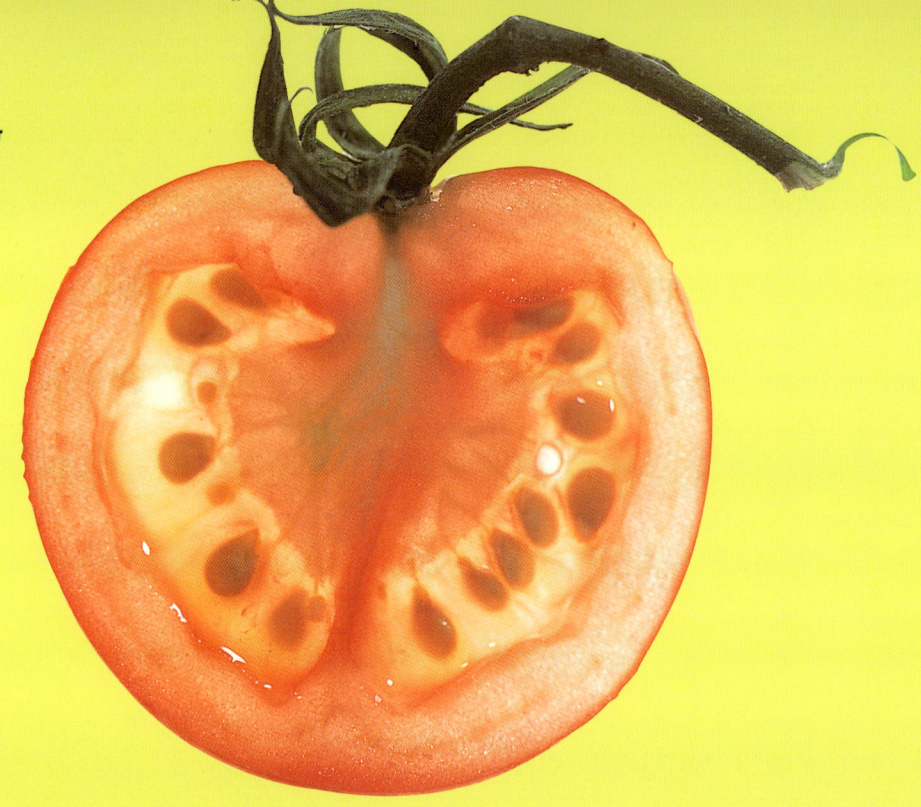

men, die für jeden gelten – nicht rauchen, sich vor der Sonne schützen und sich gesund und ausgewogen ernähren. Dabei können Säfte wertvolle Dienste leisten, da sie reichlich Antioxidanzien enthalten (siehe *Alterserscheinungen*, Seite 86). Trinken Sie von den folgenden Säften – möglichst abwechselnd – ein bis drei Gläser pro Tag:

Beeren-Cocktail (Seite 49)
Brokkoli und rote Bete (Seite 68)
Kohl und Sellerie (Seite 69)
Papaya, Ananas und Mango (Seite 51)
Paprika, Spinat und Apfel (Seite 73)
Erdbeere und rote Johannisbeere (S. 65)
Süßkartoffel, Lauch und Karotte (Seite 80)

■ Kreislauf

Eines der sichersten Zeichen für einen schlechten Kreislauf sind ständig kalte Hände und Füße. Das Beste, was Sie dagegen tun können, ist regelmäßige körperliche Betätigung, und seien es nur mehrmals täglich kurze Spaziergänge. Auch das Aufgeben von Rauchen und eine Verringerung der Salzzufuhr kann Abhilfe schaffen. Nahrungsmittel mit intensiven Gewürzen wie Knoblauch und Ing-

wer bringen den Kreislauf ebenfalls auf Trab. Trinken Sie zuzsätzlich täglich und möglichst im Wechsel einen oder zwei der folgenden Säfte:

Apfel, Ananas und Ingwer (Seite 46)
Knoblauch, Karotte und rote Bete (Seite 80)
Mandarinensaft pur (Seite 59)
Paprika und Ingwer (Seite 73)

■ Magengeschwüre

Magengeschwüre sind oft die Folge von Stress und Überlastung – wenn bei Ihnen dieses Problem zugrunde liegt, versuchen Sie es mit Entspannung oder Meditation und sorgen Sie für ausreichend Schlaf. Auch die nachstehend genannten Säfte können helfen. Trinken Sie pro Tag ein bis zwei, und zwar möglichst abwechselnd:

Pastinake und Kartoffel (Seite 79)
Birne und Banane (Seite 48)
Süßkartoffel, Lauch und Karotte (Seite 80)

■ Menstruationsprobleme

Die nachfolgend genannten Säfte haben sich bei schmerzhaften Regelkrämpfen bewährt und sorgen außerdem dafür, dass die Eisenspeicher wieder aufgefüllt werden, wenn die monatlichen Blutungen besonders heftig ausfallen. Um Regelkrämpfe zu lindern, kann ich auch ein aromatherapeutisches Öl empfehlen. Es besteht aus jeweils fünf Tropfen Kamillen- und Geraniumöl, die mit 15 Tropfen Salbeiöl in 60 ml eines Trägeröls (z.B. Mandel- oder Traubenkernöl) angemischt werden. Dieses Öl wird mit einer Handfläche im Uhrzeigersinn sehr behutsam in den Bauch einmassiert. Trinken Sie während der kritischen Tage zusätzlich zwei oder drei der folgenden Säfte:

Gurke und Ingwer (Seite 76)
Apfel, Ananas und Ingwer (Seite 46)
Aprikose und Ananas (Seite 50)
Himbeere und Quitte (Seite 64)
Melone und Pflaume (Seite 56)

■ Mundgeruch

Schlechter Atem ist häufig ein Symptom für ein verstecktes Problem wie schlechte Verdauung oder Verstopfung; er kann aber auch durch Zahnschäden und erkranktes Zahnfleisch hervorgerufen werden. In letzterem Fall empfiehlt sich ein Besuch beim Zahnarzt, aber wenn Verdauungsbeschwerden die Ursache sind, können die folgenden Säfte – abwechselnd einer morgens und einer abends getrunken – Abhilfe schaffen:

Kohl, Quitte und Karotte (Seite 69)
Karotte und Gewürzkräuter (Seite 66)
Salat und Apfel (Seite 72)

■ Nierensteine

Wenn Sie unter Nierensteinen leiden, versuchen Sie in jedem Fall so viel stilles Mineralwasser zu trinken, wie Sie nur schaffen, damit die Nieren gut durchgespült werden. Die folgenden Säfte wirken alle sehr reinigend auf die Niere und tragen dazu bei, eventuelle Steine aufzulösen. Trinken Sie davon abwechselnd zwei bis drei pro Tag:

Banane und Preiselbeeren (Seite 61)
Rote Bete und Spinat (Seite 67)
Gurke, Karotte und Rucola (Seite 76)
Pfirsich und Kaki-Frucht (Seite 57)

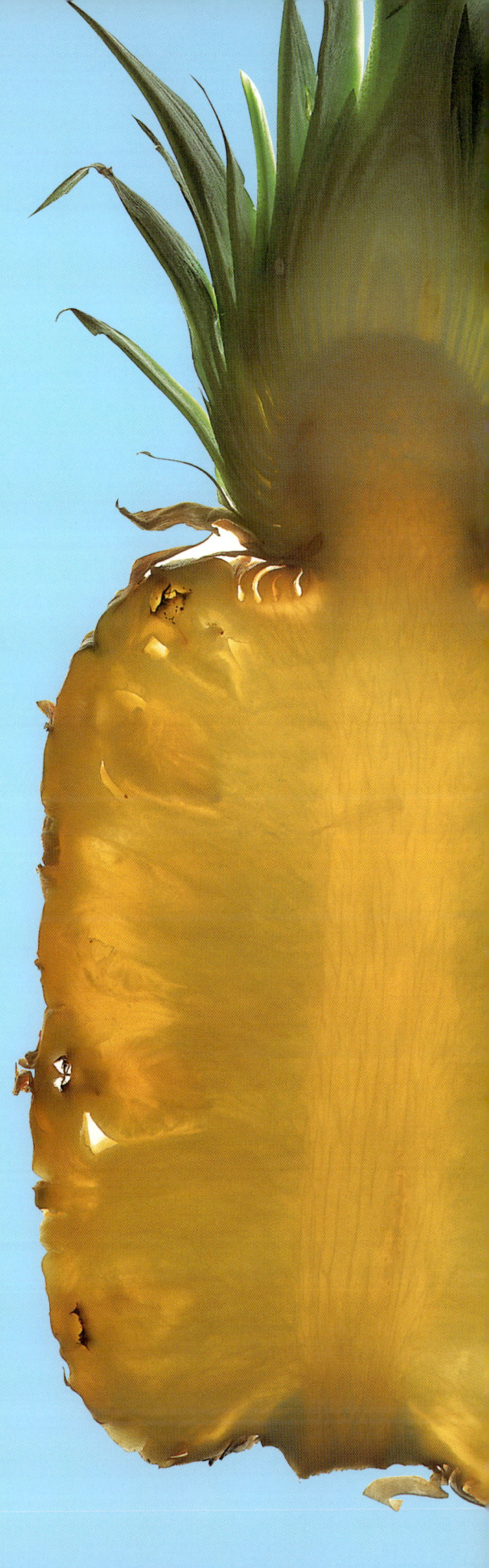

■ PMS
(Prämenstruelles Syndrom)

An den Tagen vor den Tagen können Frauen unter einem ganzen Bündel von Beschwerden leiden – vom Völlegefühl über Gewichtszunahme und Stimmungsschwankungen bis hin zu Bauchkrämpfen. Folgende Säfte dürften bei Flüssigkeitsansammlung und Krämpfen hilfreich sein und wirken gleichzeitig beruhigend. Trinken Sie pro Tag im Wechsel zwei oder drei der nachstehenden Säfte:

Apfel, Ananas und Ingwer (Seite 46)
Paprika und Karotte (Seite 73)
Süßkartoffel, Lauch und Karotten (Seite 80)

■ Schlaflosigkeit

Wenn die Schlaflosigkeit stressbedingt ist, versuchen Sie es einmal mit einer Entspannungs- oder Meditationstechnik. Auch ein warmes Bad mit ein paar Tropfen Lavendelöl kurz vor dem Zubettgehen kann oft hilfreich sein, vermeiden Sie jede Aufregung vor dem Einschlafen. Die folgenden Säfte enthalten beruhigende und Schlaf fördernde Wirkstoffe. Trinken Sie einen davon eine halbe Stunde vor dem Zubettgehen:

Banane und Preiselbeere (Seite 61)
Säfte auf Salatbasis (Seite 72)
Himbeere und Apfel (Seite 64)

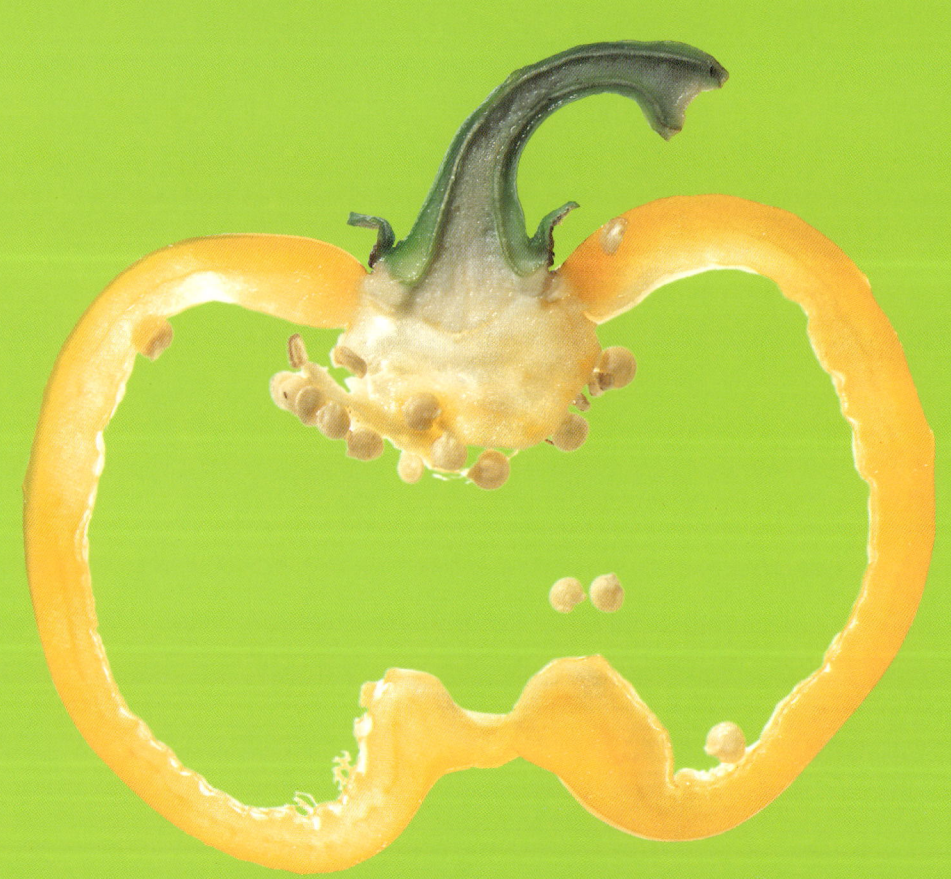

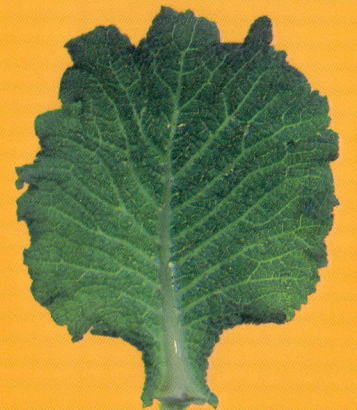 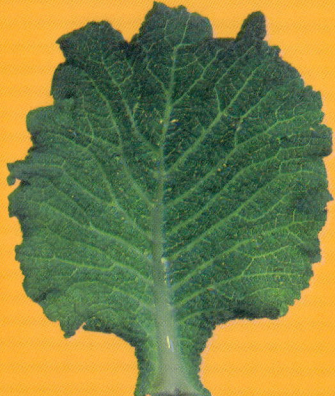 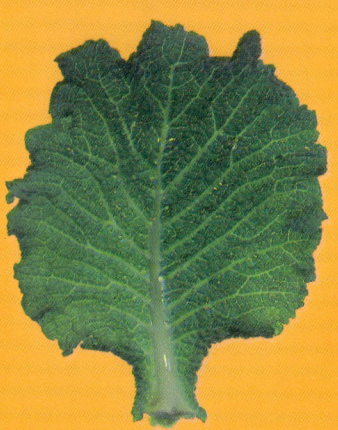

■ Stress

Stress scheint ein unvermeidbarer Bestandteil des modernen Lebens zu sein, aber
wenn er über längere Zeit anhält, kann er
die Gesundheit erheblich beeinträchtigen.
Wenn Sie sich überlastet fühlen, versuchen
Sie sich zu entspannen oder zu meditieren
und achten Sie immer auf ausreichend
Schlaf. Die folgenden Säfte enthalten beruhigende Wirkstoffe und liefern Ihrem Körper
gleichzeitig genügend Nährstoffe. Trinken
Sie davon einen bis drei pro Tag – immer
abwechselnd:

Knollensellerie und Brunnenkresse (Seite 77)
Birne und Banane (Seite 48)
Rüben-Tonic (Seite 75)
Wassermelone und Brombeere (Seite 60)

■ Übelkeit

Übelkeit kann als Reaktion auf bestimmte
Nahrungsmittel wie fettes Essen entstehen
oder durch übermäßigen Alkoholgenuss und
als Begleiterscheinung der Reisekrankheit.
Morgendliche Übelkeit ist ein Zeichen einer
Schwangerschaft. Ingwer wirkt hier beson-
ders heilsam, ob als Tee oder als Zugabe zu
Säften.

Apfel, Ananas und Ingwer (Seite 46)
Gurke und Ingwer (Seite 76)

■ Verdauungsstörungen

Bei Magen- und Darmproblemen können Säfte
sehr hilfreich sein. Apfel ist hier besonders
hervorzuheben, insbesondere in Verbindung
mit dickflüssigen, süßen und besänftigenden
Säften wie Papaya, Mango, Pfirsich oder
Ananas. Von diesen können Sie abwechselnd
bis zu drei pro Tag trinken:

Apfelsaft pur (Seite 46)
Pastinake und Kartoffel (Seite 79)
Papaya, Ananas und Mango (Seite 51)
Himbeere und Quitte (Seite 64)

■ Verstopfung

Wer täglich frische Säfte trinkt, dürfte bald
keinerlei Probleme mehr mit dem Stuhlgang
haben. Auch mit regelmäßiger körperlicher
Betätigung, einer ausgewogenen Ernährung
und vor allem viel Wasser trinken kann man
viel gegen Verstopfung tun. Zwei oder drei
Säfte pro Tag können – möglichst abwechselnd getrunken – eine rasche Linderung
bewirken:

Apfel, Orange und Ananas (Seite 46)
Karotte und Apfel (Seite 66)
Birne und Ananas (Seite 48)
Paprikasaft pur (Seite 73)
Pflaume, Apfel und Feige (Seite 63)
Spinat, Kohl und Spargel (Seite 74)

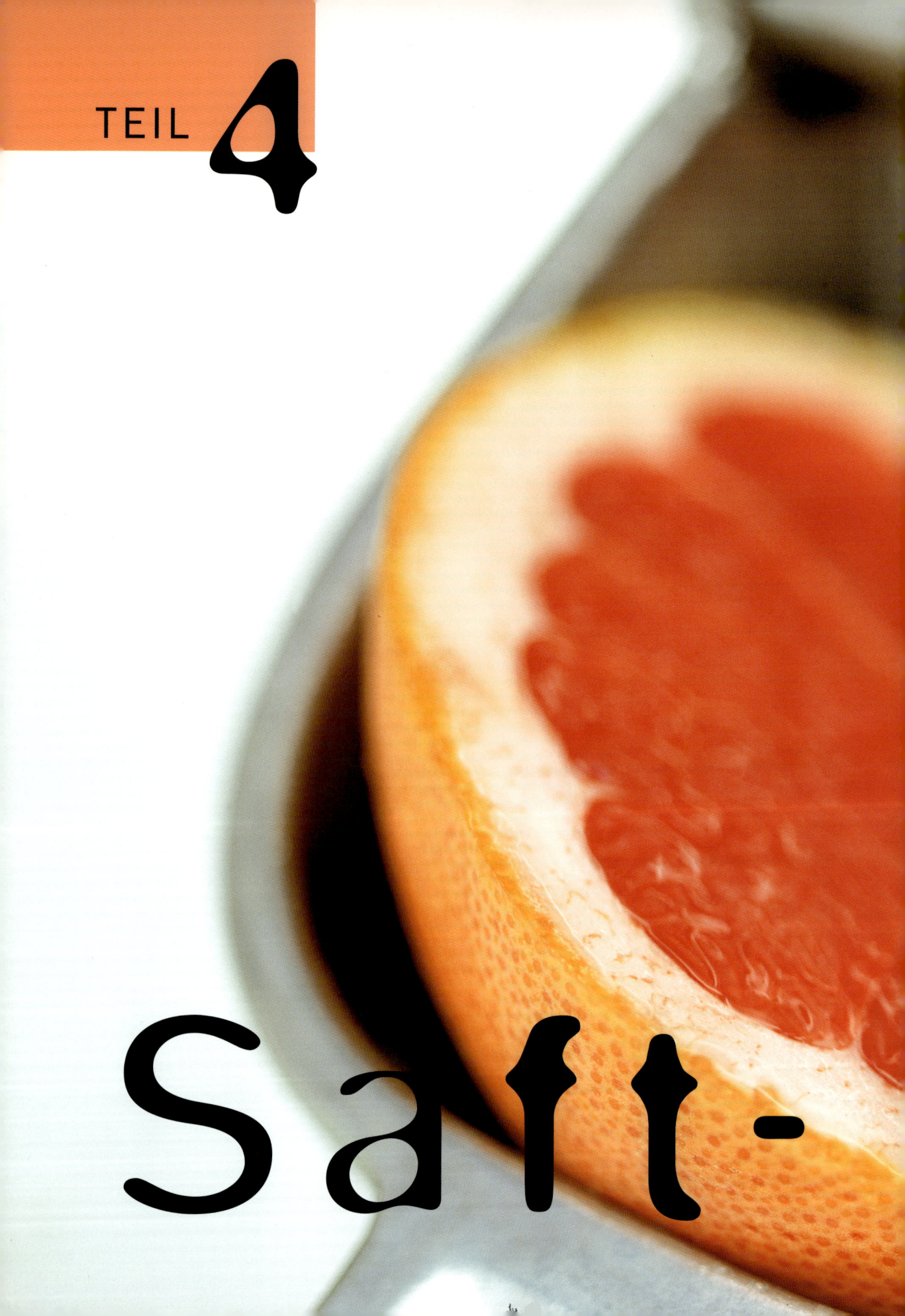

TEIL **4**

Saft-

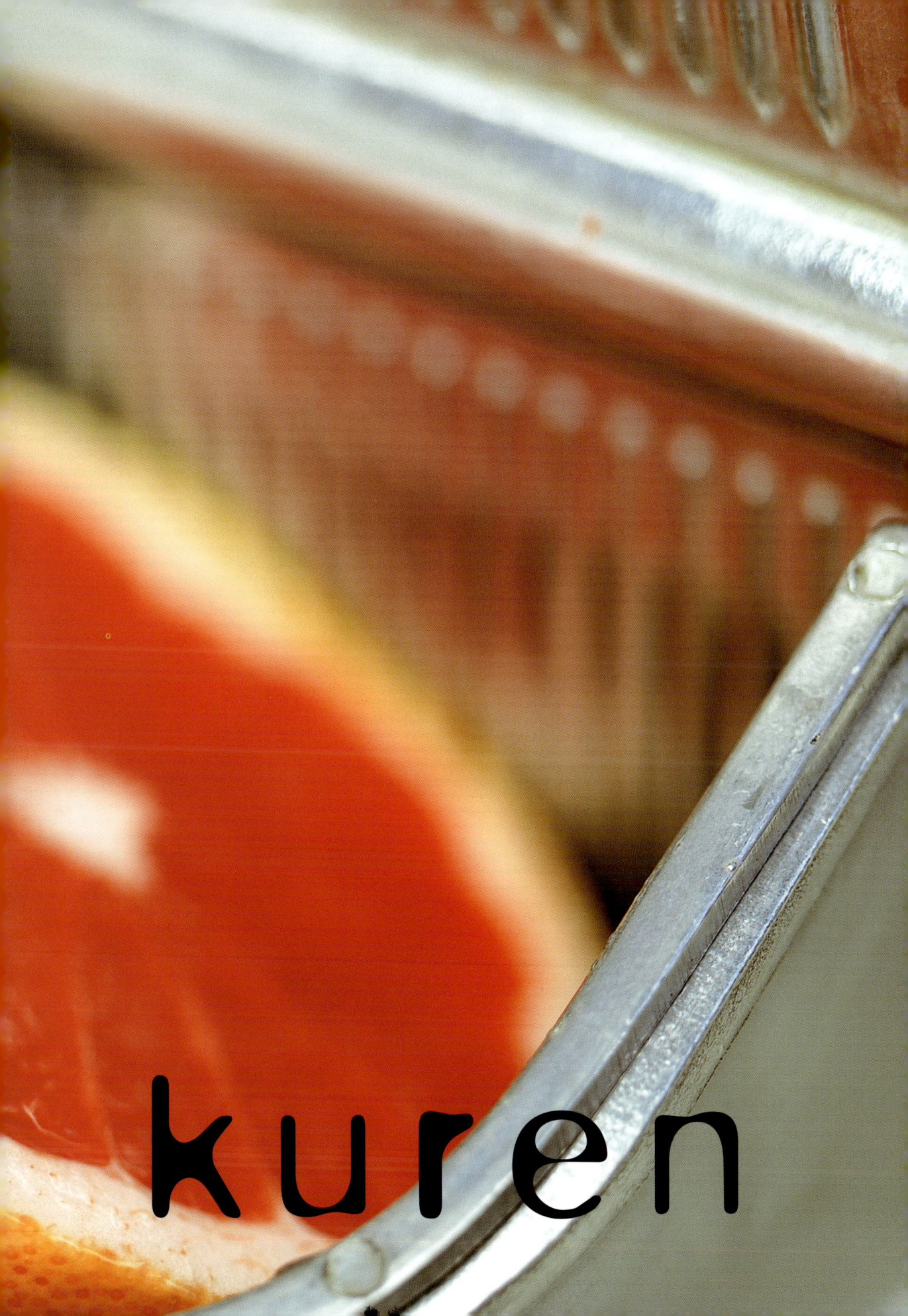

kuren

Fasten ist die älteste bekannte Heilmethode der Menschheit. Der vorübergehende Verzicht auf Nahrung gibt dem Körper Zeit, sich selbst zu heilen. Vielleicht waren die frühen Menschen auf diese Idee gekommen, weil sie beobachteten, dass kranke Tiere nichts mehr fraßen und erst wieder Nahrung aufnahmen, wenn sie sich besser fühlten.

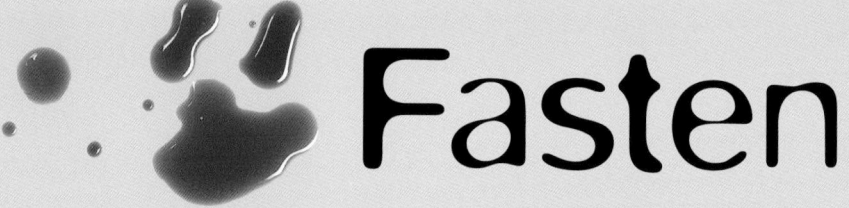

Möglicherweise fasteten die naturverbundenen Menschen der damaligen Zeit auch rein instinktiv. Schon Hippokrates und Plato empfahlen das Fasten, und die meisten Weltkulturen schreiben jährlich eine Fastenperiode vor. Seit dem 19. Jahrhundert bildet das Saft-Fasten in Europa die Grundlage aller Gesundheitskuren. Gerade in Deutschland schwören viele Menschen auf Fastenkuren mit Rohsäften, die den Körper nach starker Anspannung, Erschöpfung oder Krankheit entgiften und wieder fit machen sollen. Solche Kuren werden oft über einen längeren Zeitraum in speziellen Kliniken durchgeführt, aber schon ein einziger Fastentag mit Frischsäften kann eine erstaunliche Wirkung haben. Saft-Fasten ist für den Körper so reinigend und regenerierend wie kaum eine andere Methode, denn es gibt dem Körper Gelegenheit, alle Giftstoffe auszuscheiden, die sich über lange Zeit angesammelt haben. Die

mit Säften

körpereigenen Regelmechanismen nehmen sich dabei die Gewebe in der umgekehrten Reihenfolge der Bedeutung vor, die sie für den Körper haben: Nutzloses oder abgestorbenes Gewebe und Fettzellen werden als Erstes eliminiert. Der Körper „weiß", was Priorität hat – er sorgt für den Schutz der wichtigsten Organe, kurbelt notwendige Reinigungs- und Heilungsprozesse an und beschleunigt den Aufbau neuer, gesunder Zellen. Und all das hat deutlich sichtbare Auswirkungen – in Form einer glatten, rosigen Haut, seidenweicher Haare und heller, klarer Augen.

Die 1-tägige Kur ist der ideale Einstieg in das Saft-Fasten! Auch wenn Sie inzwischen regelmäßig Säfte trinken, ist Ihnen vielleicht trotzdem nicht wohl beim Gedanken an eine richtige Kur. Lassen Sie sich jedoch sagen, dass sich nach einem solchen Fastentag praktisch jeder besser fühlt und lediglich älteren und gebrechlichen Menschen sowie Kindern, Schwangeren und Menschen mit Essstörungen davon abzuraten ist. Jeder andere wird jedoch von diesem Kurtag profitieren – ohne irgendwelche Nachwirkungen. Die meisten Zivilisationskrankheiten werden durch eine falsche Ernährung verursacht und Beispiele aus dem Tierreich zeigen uns, dass Fasten zu einem längeren und

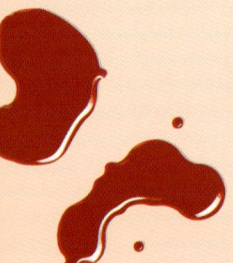

Die 1-Tages-Kur

gesünderen Leben führt. Trotzdem ist es nicht ratsam, Ihre bisherige Ernährung Hals über Kopf auf eine Saftkur umzustellen – Sie müssen Ihrem Körper mindestens einen Tag Vorbereitungszeit gönnen. Auch nach dem Ende der Fastenkur sind ein paar Dinge zu beachten (siehe Seite 120) – damit Sie nicht sofort wieder in alte Gewohnheiten zurückfallen! Die beste Zeit zum Fasten ist dann, wenn Sie sich Ihrem Vorhaben voll und ganz widmen können – ideal ist ein ruhiges Wochenende in den eigenen vier Wänden. Besorgen Sie sich aber schon am Vortag alles, was Sie zum Entsaften brauchen. Während des Fastentages sollte man sich entspannen und nicht zum Einkaufen rennen.

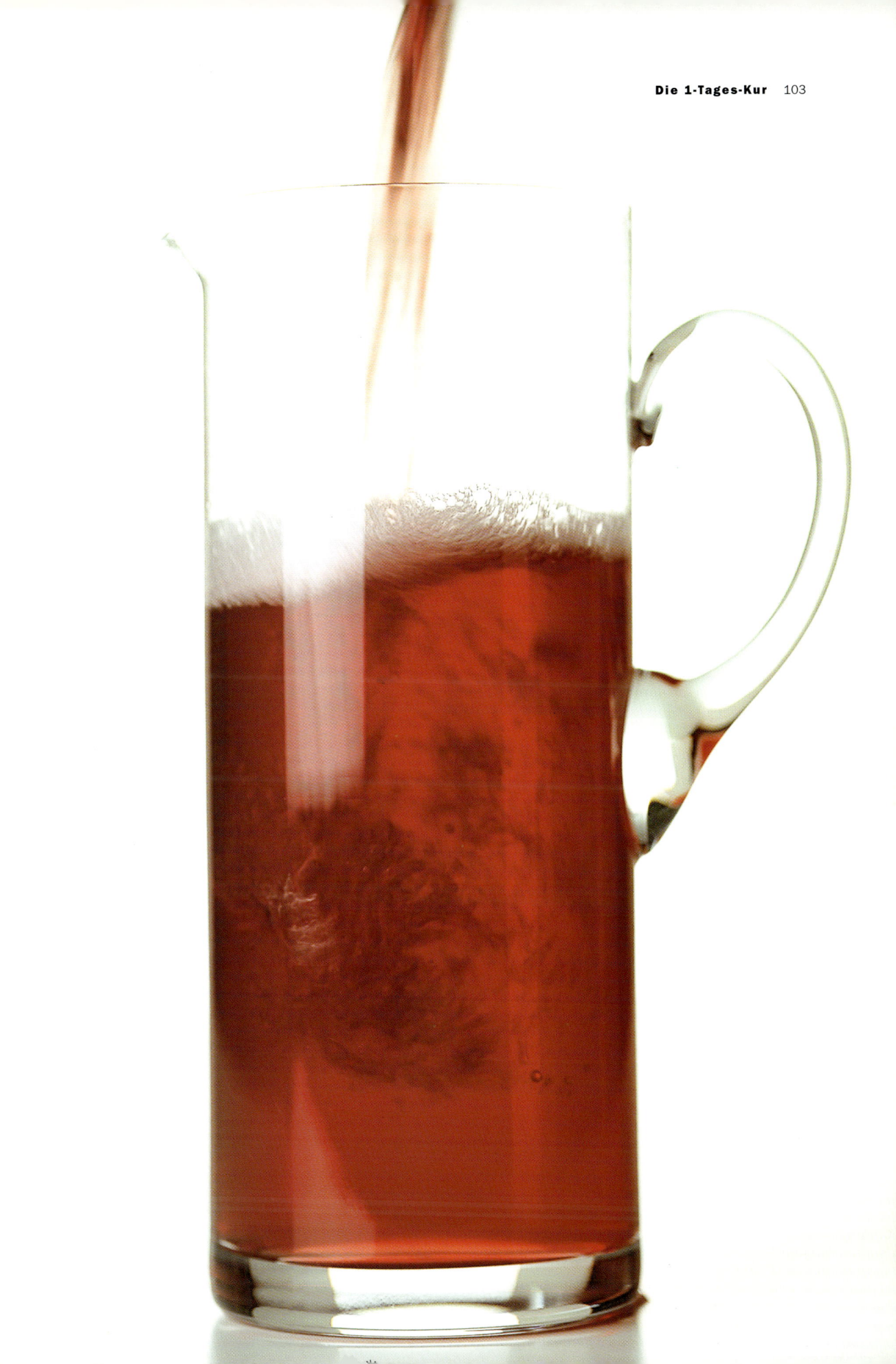

Der Tag der
Vorbereitung

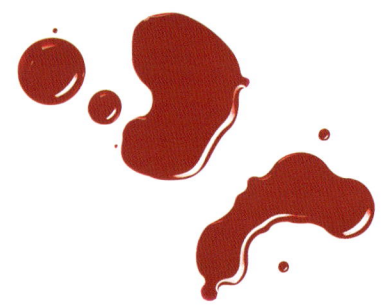

Bevor Sie mit dem Saft-Fasten beginnen, sollten Sie sich ernährungsmäßig ein oder zwei Tage darauf vorbereiten. Das dürfte nicht weiter schwierig sein, ersetzen Sie einfach das Mittagessen durch einen Salat. Wenn Sie tagsüber keinen Entsafter zur Verfügung haben, nehmen Sie einen Ihrer Säfte morgens kurz vor dem Weggehen und einen gleich nach Ihrer Rückkehr zu sich.

Sinn und Zweck der Vorbereitung ist es, Ihren Körper auf die Saftkur einzustimmen und den Reinigungsprozess in Gang zu setzen. Wichtig ist, dass Sie Ihre tägliche Flüssigkeitszufuhr erheblich steigern! Trinken Sie pro Tag mindestens 1,5 l (besser noch 2 l) Wasser, und zwar zusätzlich zu den Säften – und essen Sie möglichst viel rohes Obst und Gemüse. Hier ein Vorschlag für einen Tagesplan:

	Menüplan
Frühstück	■ Trinken Sie gleich nach dem Aufstehen eine Tasse warmes Wasser, um die Nieren durchzuspülen. Eine halbe Stunde später nehmen Sie Ihr Frühstück ein – wahlweise Naturjogurt (möglichst ein Bio-Jogurt) mit Kürbis-, Sesam- und Sonnenblumenkernen, eventuell mit einem Löffel Honig versüßt, oder eine Scheibe Vollkorntoast mit Honig, dazu ein Stück Obst und eine Tasse Kräutertee (siehe Seite 105).
Vormittags-Imbiss	■ Ein großes Glas Karotten-und-Apfel-Saft.
Mittagessen	■ Bereiten Sie einen Salat aus folgenden Zutaten (so viel Sie wollen): Rote Bete, Karotten, Stangensellerie, Chicorée, Gurke, Kopfsalat, Paprika, Radieschen, Spinat, Frühlingszwiebeln, Brunnenkresse und andere Blattsalate. Mit Olivenöl, Zitronensaft, etwas schwarzem Pfeffer und/oder Kräutern anmachen. Dazu zwei Scheiben Vollkornbrot.
Nachmittags-Imbiss	■ Karotten-und-Apfel-Saft.
Abendessen	■ Für diese Mahlzeit gilt im Prinzip das Gleiche wie mittags – diesmal bestehen die Zutaten allerdings aus Früchten. Essen Sie davon, so viel Sie wollen – einzeln oder als Obstsalat, den Sie mit Apfelsaft versüßen können. Dazu ein Jogurt oder etwas Honig zum weiteren Versüßen.

Wenn Sie tagsüber zwischendurch Hunger verspüren, essen Sie Obst oder Gemüse oder bereiten Sie sich einen zusätzlichen Saft zu. Vergessen Sie nicht Ihre tägliche Wasserration (warm oder kalt). Wenn Sie kaltes Wasser bevorzugen, sollte es ein stilles Wasser sein.

TIEFENREINIGUNG

Während der Vorbereitung empfehlen sich noch weitere Maßnahmen zur Entschlackung des Körpers. Besonders wirkungsvoll sind Sauna und Dampfbäder. Während des Fastentages selbst ist jedoch davon abzuraten, da Sie sich dann unter Umständen etwas schwindelig fühlen können, was die Sauna-Hitze noch verschlimmern würde.

Im Idealfall sollten Sie sich am Abend vor dem Fastentag körperlich betätigen oder in die Sauna gehen. Wer sich jedoch müde fühlt, ruht sich einfach nur aus.

KRÄUTERTEES

Grüne Tees und Kräutertees enthalten keinen schwarzen Tee und daher weder Koffein noch Tannin, die die Entgiftung behindern würden. Sie bieten eine willkommene Abwechslung bei der erforderlichen Flüssigkeitsaufnahme – ständig nur Wasser zu trinken kann eintönig sein. Es gibt eine riesige Auswahl an Kräutertees in praktischen Beuteln oder lose. Einfach mit heißem Wasser übergießen und fünf Minuten lang ziehen lassen. Hier ein paar meiner Lieblingstees:

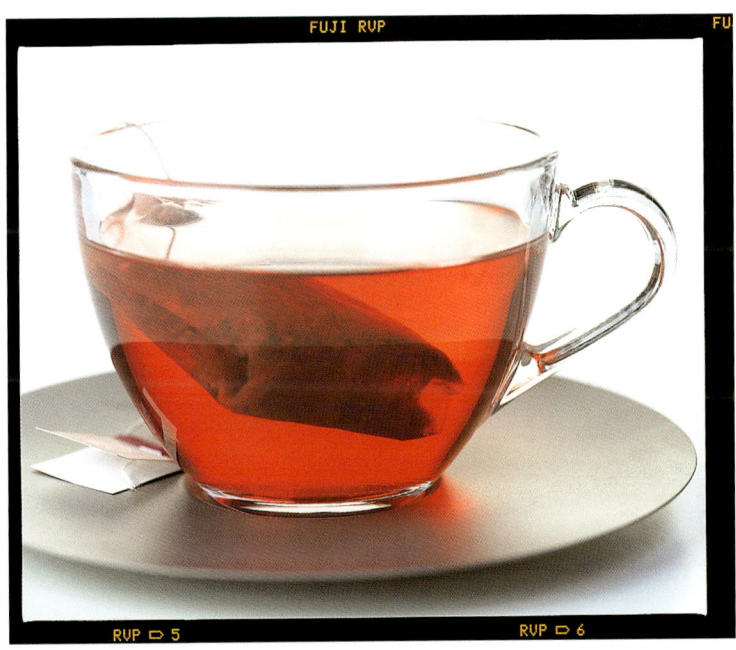

Kamille	■ Sehr besänftigend auf das Nerven- und Verdauungssystem, aber auch psychisch. Hilft bei Angstzuständen, Kopfschmerzen, Schlaflosigkeit, Blasenentzündung (Zystitits) und Flüssigkeitsretention. Etwas Honig verbessert den Geschmack.
Ingwer	■ Stimulierend für die Atemwege (Erkältungen, Husten, Grippe und Halsentzündung); hilfreich bei Verdauungsproblemen, Kreislaufstörungen, Fieber und Blähungen.
Pfefferminze	■ Wirkt allgemein aufbauend und lindernd bei Verdauungsstörungen, Kopfschmerzen und Verschleimungen.

Das 1-tägige
Saft-Fasten

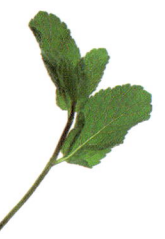

An diesem Tag kümmern Sie sich einzig und allein um sich selbst. Treffen Sie also keine Verabredungen und lassen Sie sich einfach treiben. Jeder reagiert anders auf das Saft-Fasten. Es kann gut sein, dass Sie sich den ganzen Tag über wunderbar fühlen – aber vielleicht bemerken Sie auch eine der Begleiterscheinungen. Das ist aber meist nur dann der Fall, wenn sich in Ihrem Körper sehr viele Giftstoffe angesammelt hatten oder Sie vor Beginn des Saft-Fastens extrem angespannt oder erschöpft waren. Sollten unangenehme Nebenwirkungen auftreten, sehen Sie bitte auf Seite 113 nach, was sie bedeuten bzw. was Sie dagegen unternehmen können.

Wenn die Reinigungsprozesse in Gang gekommen sind, fühlen Sie sich möglicherweise etwas müde. Das mag aber auch daran liegen, dass Sie an diesem Tag einfach einen Gang zurückschalten. Wenn Sie müde werden, entspannen Sie sich einfach. Allerdings sollten Sie nicht nur im Bett herumliegen; etwas leichte körperliche Betätigung ist der inneren Reinigung sogar förderlich. Der Zeitplan rechts kann als Beispiel für einen Fastentag dienen; aber es macht auch nichts, wenn Sie erst später aus den Federn kommen und sich der Ablauf etwas verschiebt. Am wichtigsten ist, dass Sie sich zu nichts zwingen und diesen Tag einfach genießen.

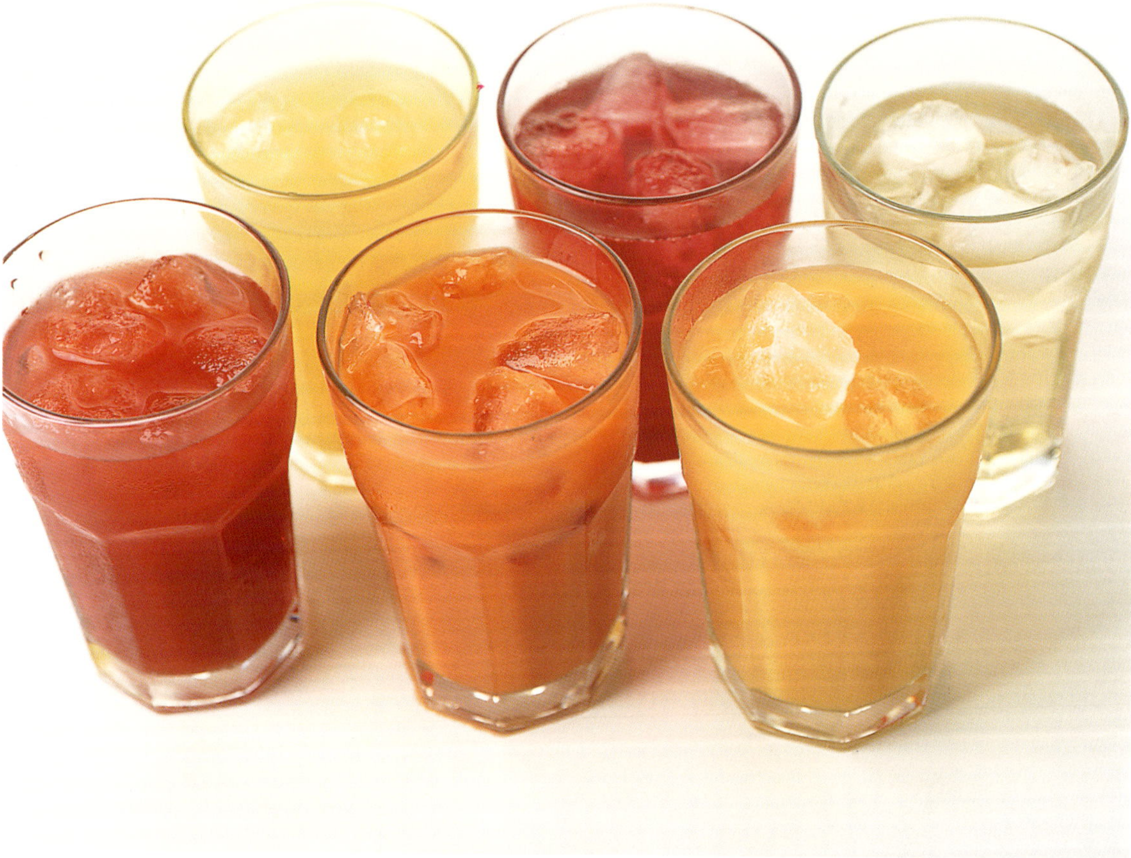

Zeit	Menüplan
8 Uhr	■ Trinken Sie nach dem Aufstehen als Erstes ein Glas warmes Wasser, um die Nieren durchzuspülen (als Menge gilt bei allen angegebenen Getränken 1/4 l). Eine halbe Stunde später bereiten Sie den ersten Saft – Karotte und Apfel wegen seiner hohen Reinigungswirkung. Alternative: Ein „Aufwach"-Saft aus Zitrusfrüchten.
8.30 Uhr	■ Bürsten Sie vor dem Duschen Ihre Haut trocken ab. Dies stimuliert die Durchblutung, kurbelt das Lymphsystem an und fördert die Ausscheidung von Schlackenstoffen (siehe Seite 108).
9.30 Uhr	■ Trinken Sie ein großes Glas Wasser oder Kräutertee.
10 Uhr	■ Eine gute Zeit, um sich etwas zu bewegen – aber nicht übertreiben! Ideal wären Yoga oder Spazierengehen, vor allem, wenn Sie einen Park in der Nähe haben. Das beugt auch Kopfschmerzen vor, die bei einer Saft-Fastenkur auftreten können.
11.30 Uhr	■ Trinken Sie ein großes Glas Wasser oder Kräutertee.
12.30 Uhr	■ Zeit für den zweiten Saft des Tages! Als Mittagessen sollte dies ein möglichst gehaltvoller Gemüsesaft sein – etwa mit roter Bete, Paprika, Spinat oder Rettich.
13 Uhr	■ Trinken Sie ein weiteres Glas Wasser oder Kräutertee. Wahrscheinlich werden Sie sich jetzt etwas schlapp fühlen. Legen Sie ein Nickerchen ein, gehen Sie ein paar Schritte spazieren oder machen Sie einige einfache Yoga- oder Dehnübungen. Anschließend sollten Sie mindestens eine halbe Stunde entspannen.
14.30 Uhr	■ Trinken Sie ein großes Glas Wasser oder Kräutertee.
16 Uhr	■ Bereiten Sie sich nun den dritten Saft zu – zur Erhöhung des Blutzuckerspiegels zum Beispiel einen aus Aprikose, Ananas, Papaya, Mango, Kirsche oder Nektarine.
17 Uhr	■ Trinken Sie wieder ein großes Glas Wasser oder Kräutertee.
19.30 Uhr	■ Zeit für den letzten Saft des Tages. Er sollte eine beruhigende Wirkung haben – also etwa Bananen-, Preiselbeer-, Wassermelonen-, Salat- oder Apfelsaft.
21.30 Uhr	■ Trinken Sie das letzte Glas Wasser oder Kräutertee. Wenn Sie jedoch befürchten, danach mitten in der Nacht auf die Toilette zu müssen, trinken Sie es schon einige Zeit früher oder lassen Sie es ganz weg. Eine ungestörte Nachtruhe hat Vorrang.
22 Uhr	■ Gönnen Sie sich ein entspannendes Bad mit ein paar Tropfen Aroma-Öl (siehe Seite 108) und gehen Sie gleich danach zu Bett.

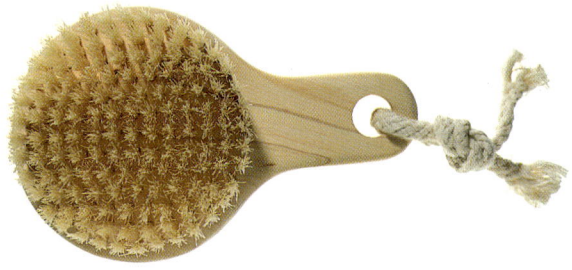

TROCKENE BÜRSTENMASSAGE

Am Morgen des Saft-Fastentages sollten Sie Ihrem Körper trocken abbürsten, um wach zu werden, den Kreislauf und das Lymphsystem anzukurbeln und den Entgiftungsprozess in Gang zu setzen – ganz nebenbei wird die Haut dabei auch glatt und seidenweich.

So bürsten Sie richtig: Wichtig ist, dass die Haut trocken ist – also führen Sie die Bürstenmassage durch, bevor Sie in die Dusche steigen. Sorgen Sie dafür, dass es im Badezimmer schön warm ist und genügend Handtücher bereit liegen, wenn Sie später nass aus der Dusche kommen.

■ Entkleiden Sie sich. Setzen Sie sich auf einen Stuhl oder auf die Kante der Badewanne. Beginnen Sie mit der rechten Fußsohle und fahren Sie mehrmals mit festen, rhythmischen Bürstenstrichen an ihr entlang. Führen Sie die Bürstenbewegungen dann möglichst fließend über die Sohle hinaus und über Ferse und Unterschenkel aufwärts. Lassen Sie keine Stelle aus und beziehen Sie Schienbein und Wade mit ein. Bürsten Sie immer nach oben und wiederholen Sie jede Bewegung mehrmals.

■ Stehen Sie nun auf und bürsten Sie den Bereich vom Knie bis über den Oberschenkel. Fahren Sie mit langen, rhythmischen Bürstenstrichen mehrmals über den gesamten Bereich und dann weiter über das Gesäß bis zur Taille. Nun wiederholen Sie das Ganze, diesmal ausgehend von der linken Fußsohle. Vom Steißbein aus bürsten Sie dann über den ganzen Rücken mehrmals bis zu den Schultern, so weit Sie es schaffen.

■ Als nächstes bürsten Sie den rechten Arm. Beginnen Sie auf der Handfläche und wandern Sie dann weiter über Handrücken und Handgelenk bis zu den Ellbogen hinauf. Nicht vergessen – immer in Aufwärtsrichtung bürsten! Fahren Sie vom Ellbogen aus über den Oberarm fort bis zur Schulter. Anschließend wiederholen Sie das Ganze mit dem linken Arm.

■ Zum Schluss streichen Sie mit der Bürste im Uhrzeigersinn über den Bauch, dabei aber nur wenig aufdrücken. Bewegen Sie die Bürste höher über die Brust bis zum Hals und streichen Sie dabei sanft in Richtung Herz. Ihre Haut sollte nun leicht gerötet und gut durchblutet sein. Nehmen Sie jetzt eine Dusche und verwenden Sie anschließend eine feuchtigkeitsspendende Bodylotion.

AROMATHERAPIE-BAD

Ein Bad mit ein paar Tropfen eines geeigneten Öls sorgt für einen tiefen, erholsamen Schlaf. Die Badedauer sollte mindestens 20 Minuten betragen und das Wasser darf nicht zu heiß sein, da sich das ätherische Aroma sonst rasch verflüchtigt. Nach dem Bad tupfen Sie den Körper sanft trocken, damit der noch anhaftende Ölfilm nicht restlos weggerubbelt wird – er soll über Nacht weiterwirken. Als Badeöle kann ich besonders empfehlen:

■ Lavendel-Öl ist so sanft, dass man es bei Bedarf sogar direkt auf die Haut auftragen kann. Es wirkt sehr beruhigend und fördert einen tiefen, ruhigen Schlaf. Außerdem lindert es Kopfschmerzen und hilft bei körperlicher und geistiger Erschöpfung.

■ Neroli-Öl wird aus Orangenbaumblüten extrahiert und ist ein Öl mit einer sehr besänftigenden und ausgesprochen weiblichen Note.

■ Rosen-Öl ist zwar recht teuer, aber seinen Preis allemal wert. Es fördert einen ruhigen Schlaf, mildert Kopfschmerzen und Depressionen und wirkt sehr verjüngend!

■ Sandelholz-Öl besitzt ein warmes, holziges Aroma. Es wirkt antidepressiv und beruhigend. Von Männern wird dieser Duft anderen, eher blumigen Düften meist vorgezogen.

Nach dem
Fastentag

Nach dem Fastentag sollten Sie sich um einen langsamen Übergang zurück in den normalen Alltag bemühen, die positiven Wirkungen halten dann länger. Selbst nach einem einzigen Safttag wird Ihr Verdauungssystem empfindlich reagieren, wenn Sie gleich wieder zu Fertigkost greifen.

Einen Tag – besser noch zwei Tage – nach dem Fasten sollten Sie sich noch an den gleichen Plan halten wie während der Vorbereitungsphase (Seiten 104–105). Wer mag, kann zusätzlich zu der Salatmahlzeit eine gebackene Kartoffel essen, vielleicht mit einem Naturjogurt, etwas schwarzem Pfeffer und einer gepressten Knoblauchzehe. Am dritten Tag können Sie den Salat mit etwas geriebenem Käse anreichern und als Abendessen eine kräftige Gemüsesuppe einplanen. Anschließend können Sie Schritt für Schritt wieder zu Ihrer gewohnten – aber hoffentlich etwas ausgewogeneren – Ernährung übergehen. Sofern Sie nicht Vegetarier(in) sind, können Sie Ihrer täglichen Ernährung zunächst Fisch hinzufügen. Mit dunklem Fleisch sollten Sie noch etwas warten, da es am schwierigsten zu verdauen ist und Ihr Körper sich erst allmählich wieder darauf einstellen muss.

Solche 1-tägigen Saftkuren können Sie regelmäßig durchführen – wann immer Sie das Bedürfnis haben, sich etwas Gutes zu tun. Ideal sind solche Fastentage nach Zeiten, in denen Sie mit Ihrem Körper etwas Raubbau getrieben haben. Die meisten Menschen fühlen sich nach einem 1-tägigen Fastentag nicht etwa schlapp und energielos, sondern haben einen besonders klaren Geist und gehen mit besonders viel Elan an den Alltag heran!

Wenn Ihnen das 1-tägige Saft-Fasten gut getan hat, sollten Sie vielleicht auch einmal eine 3-tägige Fastenkur probieren. Auch sie erfordert eine Vor- und Nachbereitungsphase, die Auswirkungen sind insgesamt noch tief greifender.

Wenn Sie in Zukunft regelmäßig einen Tag einschalten, an dem Sie ausschließlich Säfte zu sich nehmen, benötigen Sie wahrscheinlich nur noch einen einzigen Vorbereitungstag und nur einen Entlastungstag, um wieder zur normalen Ernährungsweise zurückzukehren. Legen Sie einen solchen Fastentag anfangs einmal pro Monat ein und später alle zwei Wochen.

Wie oft und lange Sie auch fasten, trinken Sie in der Zwischenzeit täglich mindestens ein großes Glas selbst zubereiteten Saft – besser noch zwei. Diese Säfte verschaffen Ihnen schon einen enormen Nährstoffschub, der Ihnen mit Sicherheit ein verbessertes Aussehen und eine robustere Gesundheit bescheren wird.

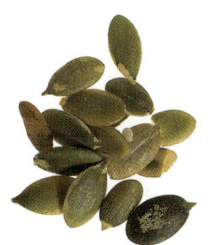
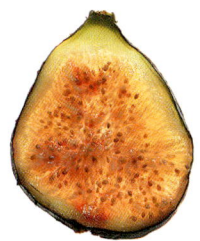
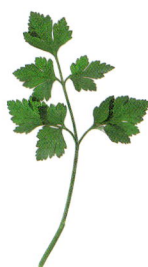
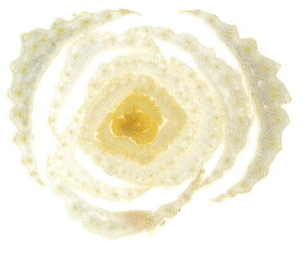

Während eine 1-tägige Saftkur Körper und Geist im Schnellgang stärkt und belebt, hat eine Saftkur über drei Tage eine weitaus nachhaltigere Wirkung. Hier finden sehr viel tiefer greifende Entgiftungs- und Zellerneuerungsprozesse statt, wobei der Körper alte, beschädigte und abgestorbene Zellen ausscheiden und neue, gesunde Zellen bilden kann. Während dieser Kur trinken Sie nur sehr viele Säfte, aber bis auf gelegentliche kleine Hungerattacken dürften Sie eigentlich keinen übermäßigen Appetit verspüren. Die meisten Zivilisationskrankheiten werden auf übermäßiges Essen bzw. auf industrielle Fertigprodukte zurückgeführt, die kaum natürliche Nährstoffe enthalten. Während einer 3-tägigen Saftkur wird Ihr Körper mit einer Vielzahl konzentrierter

Die 3-Tages-Kur

Vitamine und Mineralien versorgt. Wer besorgt ist, dass diese Fastenkur nur wenig Eiweiß enthält, kann aber beruhigt sein, denn der Körper hat mehr Eiweiß gespeichert, als er für drei Tage benötigt. Lassen Sie Ihren Gesundheitszustand vor der Kur aber von einem Arzt abchecken. Wer an einer schweren Krankheit, einer Essstörung, an Diabetes oder einer Herzerkrankung leidet, sollte von der Kur Abstand nehmen; das Gleiche gilt für Kinder und Schwangere.

Hungergefühle werden – wenn überhaupt! –nur am ersten oder zweiten Tag auftreten. Am dritten Tag fühlen sich Ihr Körper wie auf Urlaub – und Ihre Haut, Ihre Haare und Ihre Augen werden aufblühen. Und ganz nebenbei werden Sie noch ein bis zwei Kilo abnehmen!

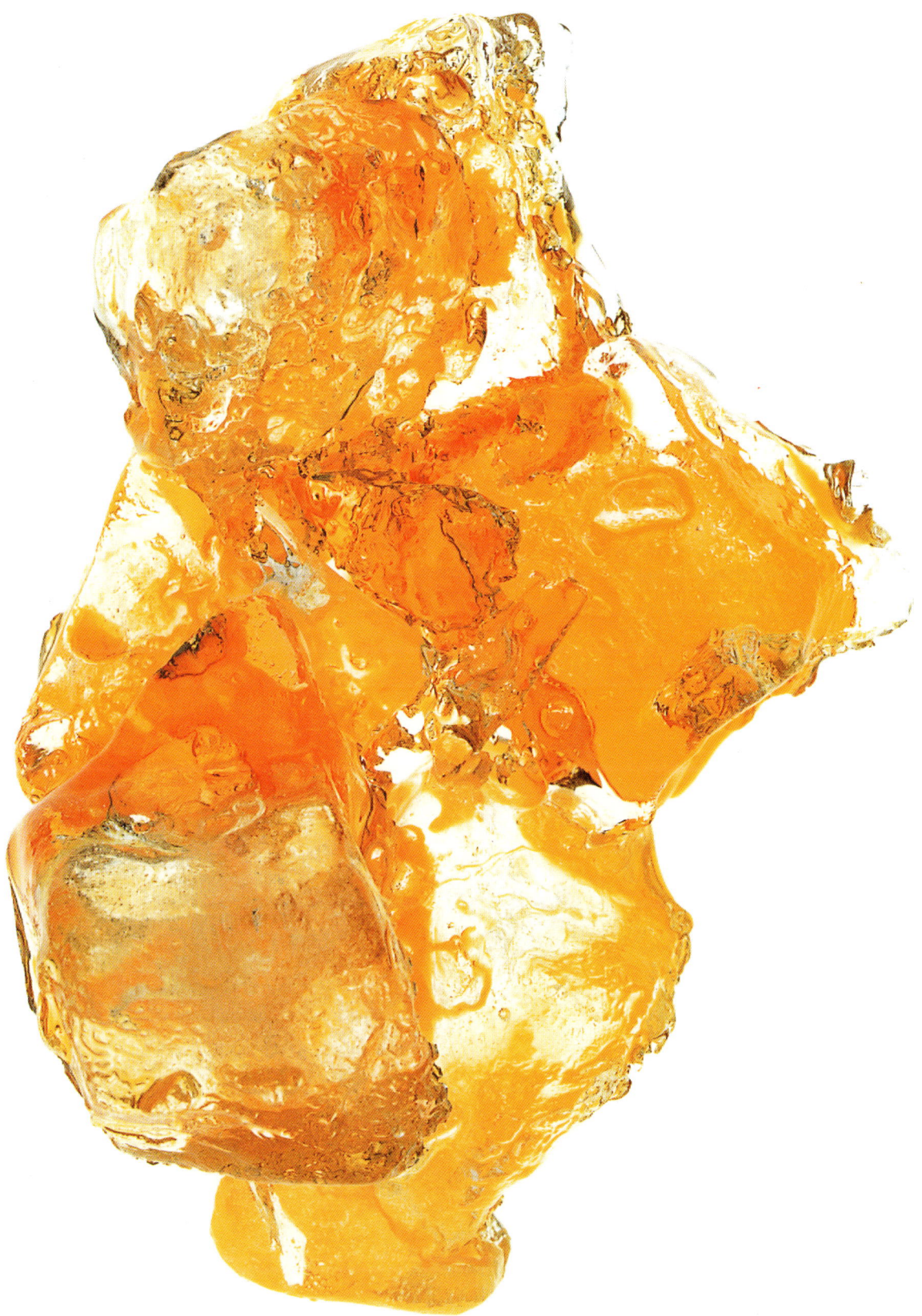

Vorbereitung auf die
3-Tages-Kur

uf das Drei-Tage-Saft-Fasten müssen Sie sich schrittweise vorbereiten. Zwei bis drei Tage vorher sollten Sie nur rohes Obst und Gemüse und etwas Vollkornbrot und Jogurt zu sich nehmen, um dem Verdauungssystem die Möglichkeit zu geben, den Entschlackungsprozess bereits vor Beginn der eigentlichen Saftkur einzuleiten. Würden Sie ohne jegliche Vorbereitung in eine solche Kur einsteigen, müssten Sie sich auf einige ziemlich unangenehme Begleiterscheinungen gefasst machen, da die Giftstoffe, die sich im Laufe von Monaten oder gar Jahren angesammelt haben – von minderwertigem Essen über Zigarettenrauch und Abgasen bis zu chemischen Agrargiften – wieder im Körper freigesetzt werden, bevor sie erfolgreich ausgeschieden werden können.

Abgesehen davon kann es während der drei Tage durchaus vorkommen, dass Sie gelegentlich mit Nebenwirkungen zu kämpfen haben; darüber brauchen Sie sich aber keine Sorgen zu machen. Das bedeutet nur, dass der Entgiftungsprozess voll im Gange ist und Ihr Körper sich aktiv der angesammelten Giftstoffe entledigt – wozu er bisher keine Gelegenheit bekam.

Leider überladen wir unseren Körper oft mit so viel Nahrung, dass unsere wichtigsten Ausscheidungsorgane – besonders Leber, Nieren und Dickdarm – nicht mehr damit fertig werden können. Während der Körper voll damit beschäftigt ist, Infektionen abzuwehren oder mit Stress und Übermüdung fertig zu werden, sammeln sich in den Geweben immer mehr Giftstoffe an. Eine Saftkur gibt diesen Ausscheidungsorganen Zeit und Möglichkeit, diese Giftstoffe endlich abzutransportieren und sich zu regenerieren.

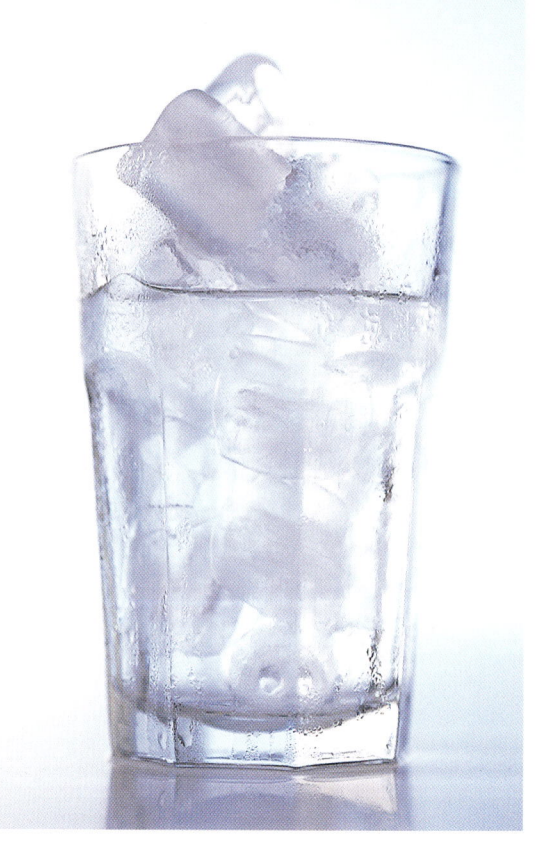

Trinken Sie generell – und ganz besonders während der Fastentage – möglichst viel Wasser, es unterstützt den Entgiftungsprozess.

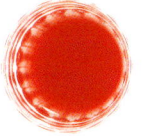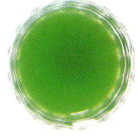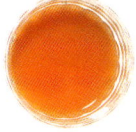

BEGLEITERSCHEINUNGEN

Eine Saftkur muss nicht zwingend bedeuten, dass Sie von unangenehmen Begleiterscheinungen heimgesucht werden – viele Saftfaster fühlen sich pudelwohl. Sollte es aber doch der Fall sein, dann machen Sie sich deswegen keine Sorgen. Die häufigsten Nebenwirkungen sind folgende:

Pelzige Zunge	■ Das trifft fast jeden, sobald die erste Mahlzeit ausgelassen wurde, ist aber nur ein Zeichen dafür, dass der Entgiftungsprozess begonnen hat. Putzen Sie sich regelmäßig die Zähne und kaufen Sie sich eine spezielle Zungenbürste, die Sie zwei- oder dreimal täglich benutzen (auch mit einem Löffel lässt sich die Zunge sauberkratzen).
Pickel/ Hautunreinheiten	■ Sie bedeuten lediglich, dass Giftstoffe durch die Hautporen ausgeschieden werden – daher sollten Sie ein- bis zweimal täglich duschen oder baden. In der Regel verschwinden diese Hautunreinheiten recht schnell.
Kopfschmerzen	■ Ebenfalls ein häufig auftretendes Problem, besonders bei Menschen, die ohnehin zu Kopfweh oder Migräne neigen. Versuchen Sie Schmerztabletten zu vermeiden; trinken Sie stattdessen vermehrt Wasser und ruhen Sie sich aus. Manchmal schafft eine Schläfen- oder Kopfmassage mit Lavendel-Öl Abhilfe.
Kältegefühl	■ Auch das kann jeden treffen – und liegt daran, dass Sie keine feste Nahrung zu sich nehmen und der Körpermotor folglich kaum Brennstoff erhält. An heißen Sommertagen kann ein leichtes Frösteln ein Segen sein, aber in der kühlen Jahreszeit hilft nur warm einmummeln und gut heizen.
Müdigkeit	■ Müdigkeit kann, muss aber nicht eintreten. Ruhen Sie sich dann einfach aus. Es kann aber genauso gut sein, dass Sie vor Energie fast bersten.
Grippe und Erkältung	■ Eine laufende Nase und diffuse Beschwerden während einer Saftkur sind nicht unbedingt Anzeichen für eine Infektion, sondern meistens nur für den durchgreifenden Entgiftungsprozess. Auch hier gilt: Viel ausruhen und reichlich trinken – dann dürfte das Problem bald vorüber sein.

All diese Begleiterscheinungen zeigen, dass die innere Entgiftung und Entschlackung in vollem Gange ist. Bei den allermeisten gehen diese Symptome rasch vorbei. Sie können diesen Prozess beschleunigen, indem Sie möglichst viel trinken, sich körperlich leicht bewegen und einige Maßnahmen auf Seite 118 ausprobieren – die sich ohnehin lohnen, weil sie Spaß machen.

Die drei Tage vor
dem Saft-Fasten

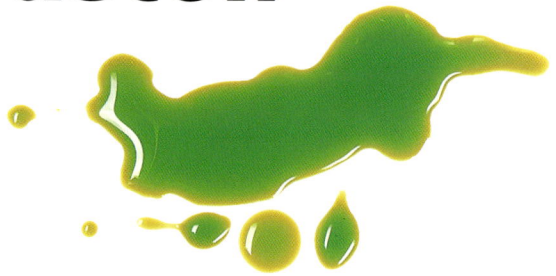

Das 3-tägige Saft-Fasten wirkt auf den Körper enorm reinigend und verjüngend und ist eine regelrechte Entgiftungs- und Schönheitskur. Ihre Haut dürfte danach blühend aussehen, zudem werden Sie um einige Pfunde leichter sein und vor Energie strotzen! All dies lässt sich jedoch nicht durch die drei eigentlichen Fastentage erreichen. Es ist daher ganz wichtig, dass Sie sich zwei oder drei Tage sorgfältig darauf vorbereiten und dem Körper danach ebenso viele Tage Zeit geben, wieder auf den normalen Stoffwechsel zurückzuschalten.

Wenn die Entgiftungsprozesse erfolgreich funktionieren sollen, sollten Sie während der Saftkur selbst einige Dinge unbedingt vermeiden:

Tee und Kaffee: Beide enthalten Koffein, das die vollständige Aufnahme der in den Säften enthaltenen Nährstoffe behindert. Zudem begünstigt es die Ansammlung von Kadmium im Körper, das zu den schädlichsten Metallen zählt. Als unerwünschte Anregungsmittel sollten während einer Saftkur jedenfalls beide vermieden werden. Zudem werden Tee und Kaffee mit erhöhtem Blutdruck in Verbindung gebracht – und sie wirken harntreibend, was Ihrem Körper Flüssigkeit raubt und mit dem Urin wertvolle Mineralien wie Magnesium ausschwemmt. Die meisten Colagetränke enthalten übrigens ebenfalls Koffein – und dazu noch Zucker sowie weitere unerwünschte Zusatzstoffe.

Alkohol: Zwei wichtige Gründe sprechen dagegen – erstens entzieht er dem Körper Flüssigkeit und beeinträchtigt somit die Ausscheidungsprozesse und zweitens hindert er die Leber (das wohl wichtigste Entgiftungsorgan des Körpers) daran, lange angespeicherte Giftstoffe auszuschwemmen, indem er ihr neue zuführt.

Zigaretten: Hierzu ist nicht viel zu sagen, denn es dürfte jedem klar sein, dass die in Zigarettenrauch enthaltenen Substanzen zu den giftigsten gehören, denen ein Körper regelmäßig ausgesetzt werden kann. Vermeiden Sie auch das Passivrauchen, achten Sie auf eine rauchfreie Umgebung. Wenn Sie derzeit rauchen, könnte diese Kur für Sie eine Chance sein, Ihrer Nikotinsucht abzuschwören.

Medikamente: Wenn Sie regelmäßig ärztlich verschriebene Medikamente zu sich nehmen, sollten Sie diese auf keinen Fall ohne Rücksprache mit Ihrem Arzt eigenmächtig absetzen. Rezeptfreie Tabletten, etwa gegen Kopfschmerzen etc., sollten Sie allerdings möglichst vermeiden; das Gleiche gilt für Lifestyle-Drogen.

Alles, was Sie zum Fasten benötigen, ist in den Menüplänen aufgelistet – halten Sie sich daran, so weit es Ihnen möglich ist. Sollten Sie in einem schwachen Moment der Versuchung nachgeben und etwas essen, das Sie eigentlich vermeiden sollen, dann geben Sie deshalb nicht auf – versuchen Sie einfach, der Versuchung nicht ein zweites Mal zu erliegen. Je mehr Sie sich an den Plan halten, desto mehr Vorteile werden Sie spüren. Die Vorbereitungsphase auf die 3-tägige Saftkur verläuft ähnlich wie bei der 1-tägigen Kur:

VORBEREITUNGSTAGE

8 Uhr   ■ Trinken Sie eine Tasse warmes Wasser, um die Nieren durchzuspülen. Gönnen Sie sich vor dem Frühstück eine Trockenmassage mit der Bürste und anschließend eine Dusche. Zum Frühstück gibt's ein Naturjogurt mit Kürbis-, Sesam- und Sonnenblumenkernen, eventuell mit einem Löffel Honig versüßt, eine Tasse Kräutertee (siehe Seite 105) und ein Glas Saft aus Karotte und Apfel.

10 Uhr   ■ Ein großes Glas Wasser und einen Apfel.

12 Uhr   ■ Machen Sie sich einen Salat wie im Menü für die 1-tägige Saftkur, essen Sie dazu zwei Scheiben Vollkornbrot und trinken Sie zwei große Gläser Wasser oder Kräutertee.

14 Uhr   ■ Fruchtsaft – am besten Traube, Pflaume, Kiwi, Birne, Melone oder Erdbeere.

16 Uhr   ■ Wasser oder Kräutertee – trinken Sie davon so viel Sie mögen.

18 Uhr   ■ Gemüsesaft – am besten Tomate, Spinat, rote Bete oder Avocado.

19 Uhr   ■ Bereiten Sie sich ein Abendessen aus Früchten wie auf S. 104 beschrieben.

21 Uhr   ■ Ein Glas Wasser oder Kräutertee.

22 Uhr   ■ Gehen Sie möglichst frühzeitig zu Bett, da Ihr Körper für die nächtliche Entschlackung viel Ruhe braucht. Sie können vorher auch ein Aromatherapie-Bad nehmen (siehe Seite 108) – das wird Ihnen beim Einschlafen helfen.

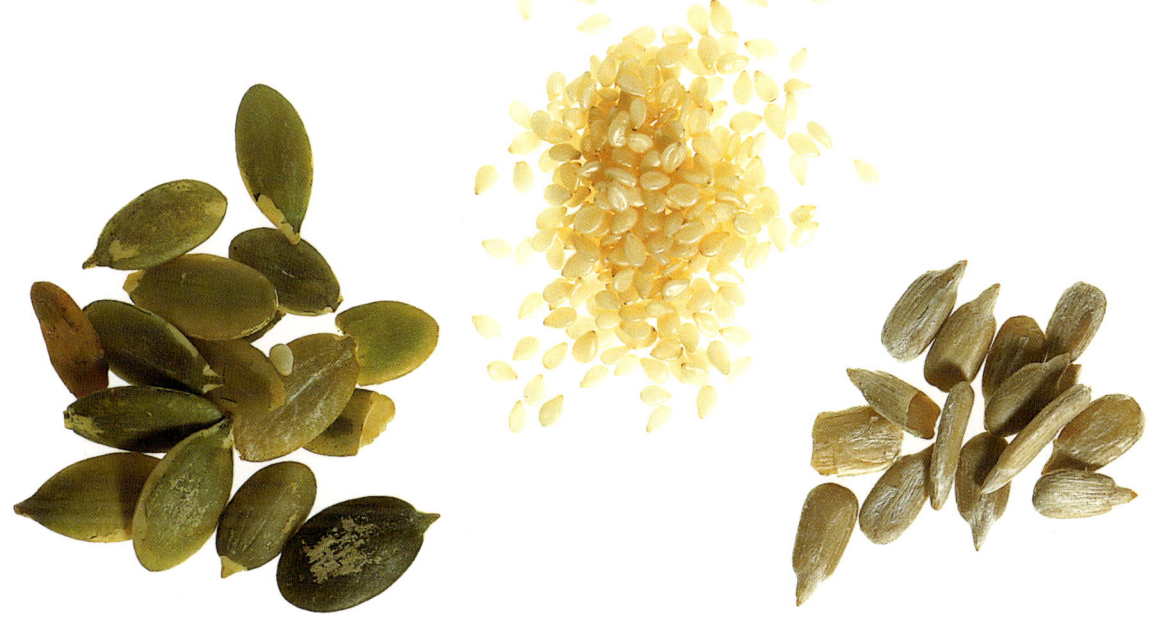

Die reinen
Safttage

Es empfiehlt sich, diese Tage, an denen Sie nur Säfte zu sich nehmen, auf ein verlängertes Wochenende zu legen oder zumindest in einen Zeitraum, in dem Sie sich von den meisten Verpflichtungen frei machen können – nicht, weil eine Saftkur so strapaziös wäre, sondern weil Sie von diesen Tagen um so mehr profitieren, je mehr Zeit Sie für sich selbst haben. Sie werden feststellen, dass Sie außer dem Safttrinken viel unternehmen können, um die im Körper stattfindenden Entgiftungsprozesse zu unterstützen und zu fördern. Auf der gegenüberliegenden Seite finden Sie den Zeitplan für Ihre drei Tage.

Mit Ausnahme des frühen Nachmittags laufen alle drei Tage mehr oder weniger nach dem gleichen Schema ab. Versuchen Sie, an jedem Tag andere Saftzutaten zu verwenden, um dem Körper eine möglichst große Bandbreite an Nährstoffen zuzuführen.

Die hier vorgeschlagenen Aktivitäten sind kein Muss, aber wenn Sie sie durchführen, können Sie die Fastenwirkung eindeutig verbessern. Etwas Gymnastik am Morgen bringt den Körper in Schwung und unterstützt ihn bei der Ausscheidung der angesammelten Giftstoffe. Ebenso vorteilhaft sind Entspannungs- oder Meditationsübungen, die zudem Stress verringern (Stress kann sich nämlich auf den Körper genauso schädlich auswirken wie ein Giftstoff). Die richtige Entspannung lässt sich während der Fastentage leicht erlernen – wenn der Körper zur Ruhe kommt, kann auch der Geist einmal abschalten.

Eine der wichtigsten Voraussetzungen für eine erfolgreiche Saftkur ist genügend Schlaf. Wenn Sie sich müde fühlen, machen Sie ein Nickerchen oder ruhen Sie sich zumindest aus, und gehen Sie während des Saft-Fastens immer möglichst früh zu Bett. Je mehr Erholung Sie Ihrem Körper gönnen, desto besser kann er sich regenerieren – und desto erfrischter und energiegeladener werden Sie sich danach fühlen.

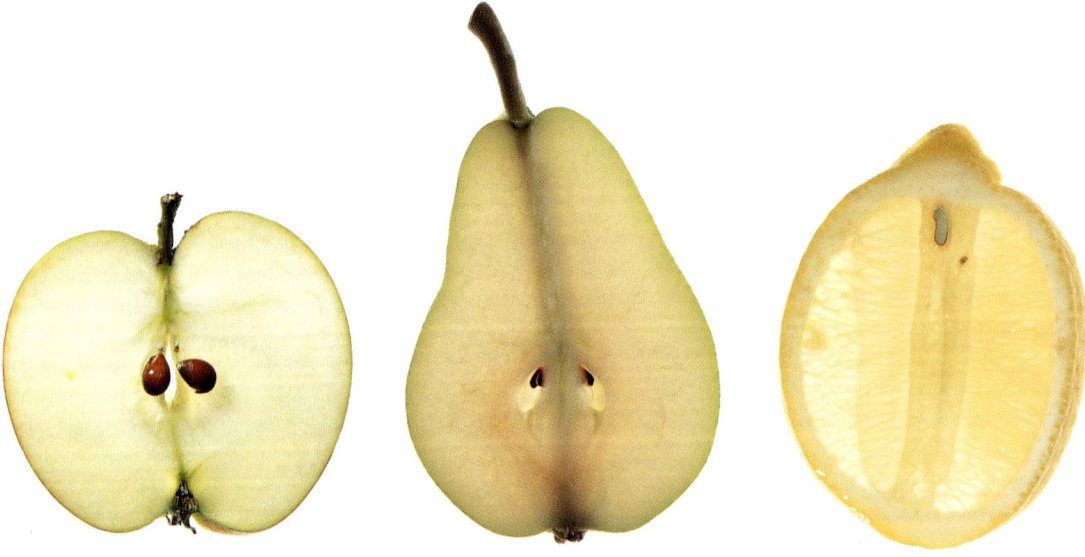

■ 1. FASTENTAG

8 Uhr	Trinken Sie gleich nach dem Aufstehen wie gewohnt eine Tasse warmes Wasser, um die Nieren durchzuspülen. Wer mag, kann den Saft einer halben Zitrone hinzufügen, um die Reinigungskraft noch zu steigern. Menschen mit empfindlichen Zähnen sollten allerdings darauf verzichten, da die Säure den Zahnschmelz angreifen kann.
8.30 Uhr	Trockenmassage mit der Bürste, dann eine Wechseldusche (siehe S. 108 bzw. 118).
9 Uhr	Ein Glas Gemüsesaft – zum Beispiel Karotte, rote Bete, Brokkoli oder Spinat.
9.30 Uhr	Machen Sie einige Dehnübungen oder Yoga. Sie sollten aber nicht zu anstrengend sein. Danach zehn Minuten ausruhen.
10.30 Uhr	Ein großes Glas Wasser oder Kräutertee.
12 Uhr	Ein großes Glas Fruchtsaft – wahlweise Papaya, Ananas, Mango, Kiwi oder Melone.
14 Uhr	Gehen Sie eine halbe Stunde an der frischen Luft spazieren – am besten im Park oder in der freien Natur.
15 Uhr	Ein großes Glas Wasser oder Kräutertee.
16 Uhr	Ein großes Glas Apfel- und Karottensaft.
17 Uhr	Entspannung oder Meditation (siehe Seite 118).
19 Uhr	Ein Glas Gemüsesaft auf Salatbasis.
20 Uhr	Ein Glas Wasser oder Kräutertee.
21 Uhr	Ein Bad mit Tiefenreinigungswirkung (siehe Seite 118–119)
22 Uhr	Gehen Sie möglichst frühzeitig zu Bett, da Ihr Körper für die nächtliche Entschlackung viel Ruhe braucht.

■ 2. FASTENTAG

8–12 Uhr	Programm wie am 1. Fastentag.
14 Uhr	An diesem Tag sollten Sie den Entgiftungsprozess mit einer Behandlung unterstützen und sich verwöhnen lassen. Gönnen Sie sich eine Massage (siehe Seite 119–120).
15–22 Uhr	Programm wie am 1. Fastentag.

■ 3. FASTENTAG

8–12 Uhr	Programm wie am 1. Fastentag.
14 Uhr	Gönnen Sie sich ein Haut reinigendes Gesichts- und Körperpeeling (siehe Seite 120).
15–22 Uhr	Programm wie am 1. Fastentag.

Unterstützende
Therapien

Es gibt eine ganze Reihe von Behandlungen, die die Ausscheidung von Giftstoffen aus dem Körper nachhaltig fördern. Einige davon können Sie bequem bei sich daheim durchführen, andere in einem Fitness-Club oder bei einem Heilpraktiker.

WECHSELDUSCHE

Heiß-Kalt-Duschen sind eine hydrotherapeutische Behandlungsform. Sie stimulieren den Kreislauf sowie das Lymph-, Nerven- und Immunsystem und unterstützen dadurch die Ausscheidung von Giftstoffen (Toxinen) aus dem Körper. Beginnen Sie während des Saft-Fastens jeden Tag mit einer Wechseldusche. Kaltes Wasser gleich am frühen Morgen empfindet mancher anfangs vielleicht als Zumutung, aber die Kaltdusche dauert ja nur wenige Momente und wer sich erst einmal daran gewöhnt hat, mag die belebende Wirkung nicht mehr missen! Menschen mit Herzbeschwerden sollten auf Wechselduschen allerdings verzichten!

Und so machen Sie es richtig: Nachdem Sie den Körper trocken gebürstet haben, stellen Sie in der Dusche eine warme Wassertemperatur ein, und lassen Sie sich zwei oder drei Minuten überrieseln. Achten Sie darauf, dass dabei der gesamte Körper nass wird, auch Kopf und Gesicht. Wenn Sie Seife, Duschgel oder Haarshampoo benutzen, tun Sie das jetzt. Anschließend stellen Sie die Temperatur auf kühl oder, wenn Sie's aushalten, auf eiskalt und bleiben 15 bis 30 Sekunden unter dem Wasserstrahl. Anschließend duschen Sie erneut zwei bis drei Minuten warm und dann wieder kalt. Wechseln Sie die Duschtemperatur maximal dreimal und beenden Sie die Prozedur immer kalt.

Anschließend sollten Sie sich sofort trockenrubbeln, in einen warmen Bademantel schlüpfen und sich sitzend oder liegend ausruhen – mindestens fünf Minuten lang, maximal eine halbe Stunde. Die Wechseldusche sollten Sie auch an den Tagen unmittelbar nach Beendigung des Fastens fortsetzen, da sie die Entgiftung des Körpers weiterführt.

ENTSPANNUNG UND MEDITATION

Wenn der Körper beginnt, sich von innen zu reinigen und zu entgiften, schafft es oft auch der Geist, sich vom Stress und Alltag zu befreien. Aus diesem Grund sind Fastentage für Entspannungs- und Meditationsübungen besonders gut geeignet. Davon gibt es ein breites Angebot und vielleicht haben Sie bereits eine Methode für sich gefunden. Wenn ja, sollten Sie diese zu den vorgeschlagenen Zeitpunkten praktizieren. Wer mit Entspannungs- oder Meditationstechniken noch keinerlei Erfahrung hat, könnte sich ein Tonband mit Übungsanweisungen besorgen.

ENTSPANNUNGSBÄDER

Ein wohliges Bad kurz vor dem Schlafengehen ist die sicherste Methode, den Körper für die Nachtruhe zu entspannen und gleichzeitig den nächtlichen Entgiftungsprozess anzukurbeln. Sie können jeden Abend auf die gleiche Weise vorgehen oder jedesmal ein anderes Bad ausprobieren – Sie haben die Wahl unter Aromatherapie-Ölbädern (siehe Seite 108), Bittersalz- und Schlammbädern. Diese Bäder ersetzen jedoch nicht die Körperreinigung mit Wasser, Seife oder Shampoo, die einem Entspannungsbad stets vorausgehen sollte.

Ein Bad mit Bittersalz (Magnesiumsulfat) ist enorm reinigend und entspannend. Das im Bittersalz enthaltene Magnesium wirkt auf den ganzen Körper höchst beruhigend und entspannt Muskeln und Gelenke; es wärmt von innen und

Bittersalz im warmen Wasser beruhigt den Körper und lässt Muskeln und Gelenke entspannen. Es unterstützt den Entgiftungsprozess, weil es die Schweißbildung fördert.

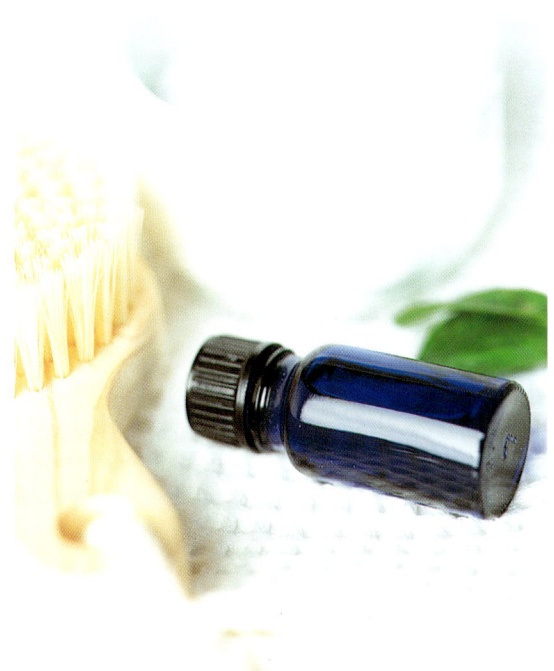

regt die Ausscheidung von Schlacken durch die Hautporen an.

Bittersalz ist in Apotheken und Reformhäusern erhältlich und wird meist in 2-kg-Beuteln angeboten. Der Inhalt eines ganzen Beutels wird in das Badewasser gegeben und mehrmals umgerührt, bis sich alle Salzkristalle restlos aufgelöst haben. Anschließend legen Sie sich mindestens 15 Minuten lang in die Wanne und schwitzen einfach vor sich hin. Sie können den Aufheizeffekt noch steigern, indem Sie den Körper mit einem Luffa- oder Badehandschuh massieren.

Schlamm- und Moorbäder enthalten sehr viele Mineralien, die einen starken Reinigungseffekt ausüben. Der Schlamm weist einen hohen Anteil an zersetzten pflanzlichen Mikroorganismen auf und enthält über tausend pflanzliche Ablagerungen von Kräutern und Gräsern und deren Samen, Blättern, Blüten, Knollen, Früchten und Wurzeln. Moorbäder sind entzündungshemmend und adstringierend und fördern die körpereigene Entgiftung auf nachhaltige Weise.

Vermischen Sie den Schlamm gut mit dem Badewasser – wenn sich kleine Klümpchen bilden, werden die Wirkstoffe nicht optimal freigesetzt. Das Badewasser sollte entspannend warm, aber nicht heiß sein und die Badedauer sollte mindestens eine halbe Stunde betragen. Da Moorbäder sehr hautfreundlich sind, kann das Wasser bedenkenlos jeden Teil des Körpers bedecken, auch das Gesicht und die Haare. Nach dem Abduschen tupfen Sie den Körper trocken und gehen gleich ins Bett. Moorbäder sind wunderbar entspannend und schenken einen tiefen, ruhigen Schlaf.

Ein bekannter therapeutischer Schlamm stammt aus dem Toten Meer. Er ist besonders reich an Mineralien (besonders Kalium), die das Wassergleichgewicht im Körper regulieren helfen, und enthält außerdem die Relaxanzien Brom, Schwefel und Jod. Diese unterstützen die Erneuerung und Reparatur der Zellen und fördern die Hautdurchblutung. Darüber hinaus finden sich in diesem Schlamm noch Spuren von anderen Mineralien (insgesamt 25), die zu der allgemeinen Reinigungswirkung beitragen. Geben Sie den Schlamm vom Toten Meer laut Packungsanweisung dem Badewasser zu und genießen Sie das Bad mindestens 25 Minuten lang. Anschließend lauwarm abduschen, die Haut trocken tupfen und gleich unter die Bettdecke!

MASSAGEN

Massagen sind die wohl angenehmste Form der Entspannung während der Fastentage – und auch sie unterstützen den Entgiftungsprozess, sollten aber nicht allzu kraftvoll durchgeführt werden. Ideal sind Massagen mit entspannenden Aromaölen. Eine sehr wirkungsvolle Massagetechnik ist die Manuelle Lymphdrainage (MLD), bei der der Lymphfluss angeregt wird. Das fördert die Ausscheidung von Toxinen, die für Beschwerden wie z.B. Völlegefühl und Cellulite verantwortlich sind.

SALZPEELING

Ein Salzpeeling reinigt die Hautporen und entfernt abgestorbenes Zellmaterial, was das Aussehen und die Beschaffenheit der Haut sofort verbessert. Zudem sorgt es für eine bessere Durchblutung und für den Abtransport von Giftstoffen über die Lymphwege. Für ein Körperpeeling vermischen Sie grob gemahlene Salzkristalle mit Oliven- oder Sesamöl, bis eine Art Paste entsteht. Benetzen Sie den Körper unter der Dusche, nehmen Sie eine Hand voll Salzpaste und massieren Sie diese mit kreisförmigen Bewegungen in die Haut ein, beginnend an den Füßen. Nehmen Sie dazu die gesamte Handfläche und vergessen Sie dabei nicht die Fußsohlen und eventuell verhornte Stellen! Arbeiten Sie sich dann die Beine hinauf und widmen Sie sich besonders gründlich den Oberschenkeln und dem Gesäß – eine Salzmassage ist sehr wirksam gegen Cellulite! Versuchen Sie möglichst viele Stellen am Rücken zu erreichen und gehen Sie dann zum Bauchbereich über. Von dort streichen Sie im Uhrzeigersinn kreisend weiter bis zur Brust hinauf. Zum Schluss sind Arme, Schultern und Hände an der Reihe, wobei die Bewegungen auch hier stets zum Herzen hin erfolgen. Stellen Sie sich dann wieder unter die Dusche und reiben Sie die Salzpaste in die Haut ein, während sie vom Wasser weggespült wird.

Für ein Gesichtspeeling vermischen Sie statt grob besser fein gemahlenes Salz mit Oliven- oder Sesamöl zu einer Paste. Nachdem Sie Gesicht und Hals mit warmem Wasser befeuchtet haben, massieren Sie die Paste mit zwei Fingern in kreisförmigen Bewegungen sanft in die Haut ein. Beginnen Sie am Hals und streichen Sie dann bis zur Mitte des Kinns und von dort zu beiden Seiten nach oben zu den Wangen. Mit den gleichen kreisförmigen Bewegungen massieren Sie dann das gesamte Gesicht mit Ausnahme der Augenpartie. Anschließend mit warmem Wasser abspülen.

Beendigung **des Fastens**

Eine langsame und bewusste Rückkehr in den Alltag ist nach einer Fastenkur genauso wichtig wie die Fastenkur selbst. Wenn Sie Ihren Körper gleich wieder mit zu vielen oder mit den falschen Dingen belasten, machen Sie all Ihre Bemühungen zunichte. Gehen Sie es also langsam an!

KÖRPERLICHE BETÄTIGUNG

Fahren Sie mit den Stretch- oder Yoga-Übungen und den Spaziergängen am Vormittag fort. Vielleicht fühlen Sie sich bereits fit genug für etwas Anstrengenderes, aber Joggen oder Aerobic sind jetzt einfach noch zu belastend für den Organismus; Schwimmen und leichte Gymnastik sind vorzuziehen.

Während der Fastentage selbst sind Saunagänge und Dampfbäder nicht ratsam – zum Ausklingen der Fastenkur sind sie jedoch geradezu ideal. Wasserdampf macht die Haut wunderbar geschmeidig und hilft nach einer gewissen Zeit sogar beim Abbau von Fettablagerungen, wie sie bei der gefürchteten Cellulite auftreten.

Dehnen Sie aber den Besuch in der Sauna oder im Dampfbad nicht zu lange aus – 20 Minuten genügen völlig – und brechen Sie sofort ab, wenn Sie sich schwindlig oder unbehaglich fühlen.

Legen Sie sich möglichst entspannt nieder (aber schlafen Sie dabei nicht ein!) und ruhen Sie sich aus, damit der Körper wieder seinen Normalzustand erreichen kann. Eine Stunde vor und nach einer Sauna oder einem Dampfbad sollten Sie nichts essen – trinken können Sie allerdings, so viel Sie wollen.

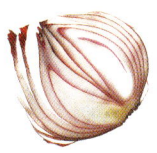 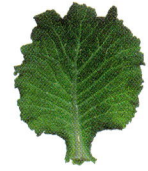 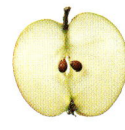 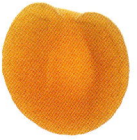 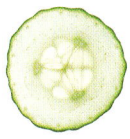

■ 1. TAG NACH DEM SAFT-FASTEN

8 Uhr Trinken Sie gleich nach dem Aufstehen wie gewohnt eine Tasse warmes Wasser, um die Nieren durchzuspülen. Vor dem Frühstück eine Trockenmassage mit der Bürste, danach duschen. Zum Frühstück ein Naturjogurt mit Kürbis-, Sesam- und Sonnenblumenkernen, eventuell mit einem Löffel Honig versüßt, sowie eine Tasse Kräutertee (siehe Seite 105) und ein Glas Saft aus Karotte und Apfel.

10 Uhr Ein großes Glas Wasser und einen Apfel.

12 Uhr Bereiten Sie sich eine Gemüsesuppe zu (und zwar eine Menge, die auch für die nächsten zwei Tage reicht). Sie können unter folgenden Zutaten wählen: Kartoffeln, Karotten, Zwiebeln, Sellerie, Kohl, Lauch, Rettich, Pastinake, Süßkartoffel. Dazu zwei große Gläser Wasser oder Kräutertee.

14 Uhr Ein großes Glas Fruchtsaft – z.B. Papaya, Aprikose, Ananas, Melone, Traube, Apfel.

16 Uhr Wasser oder Kräutertee – so viel Sie wollen.

18 Uhr Gemüsesaft aus roter Bete, Karotte, Stangensellerie, Brunnenkresse und Zwiebel.

19 Uhr Bereiten Sie sich ein Abendessen aus Früchten wie auf Seite 104 beschrieben.

21 Uhr Ein Glas Wasser oder Kräutertee.

22 Uhr Gehen Sie möglichst früh zu Bett, da Ihr Körper während der auslaufenden Entschlackung immer noch Ruhe braucht.

■ 2. Tag nach dem Saft-Fasten

Halten Sie sich an den obigen Plan; zum Abendessen gibt es einen einfachen Salat mit einem Dressing aus Jogurt, Zitronensaft und schwarzem Pfeffer.

■ 3. Tag nach dem Saft-Fasten

Für diesen Tag gilt das Gleiche wie oben. Abends können Sie jetzt eine gebackene Kartoffel hinzufügen – wer mag, mit Käse.

■ 4. Tag nach dem Saft-Fasten und danach

Kehren Sie schrittweise zu Ihrer üblichen Ernährungsweise zurück, aber versuchen Sie künftig möglichst verschiedene frische, gesunde Nahrungsmittel zu sich zu nehmen. Mit schwer verdaulichen Mahlzeiten (z.B. Fleisch) sollten Sie am besten noch eine Woche warten. Bis dahin werden Sie sich dann bestimmt wie neugeboren fühlen – gesünder, fitter, schlanker und voller Energie!

Längere **Fastenkuren**

In Naturheilkliniken werden Langzeit-Fastenkuren seit vielen Jahren als Heil- und Entgiftungstherapie eingesetzt. Die längste Saft-Fastenkur, der ich mich je unterzogen habe, dauerte zwei Wochen – einwöchige Saftkuren führe ich dagegen regelmäßig durch – bis zu zwei-, dreimal pro Jahr.

Eine Langzeitkur sollte allerdings in der Regel unter ärztlicher Aufsicht in einer Spezial- oder Fastenklinik erfolgen, von denen es in Deutschland, Österreich und der Schweiz zahlreiche gibt, weil die Naturheilkunde gerade in diesen Ländern eine lange Tradition hat. Heilfastenkuren helfen bei Beschwerden wie Ekzemen, Asthma und Allergien und bieten die Gelegenheit, schlechte Ernährungsgewohnheiten zu überdenken und mit dem Rauchen und anderen schädlichen Gewohnheiten aufzuhören.

LANGFRISTIGE ERGEBNISSE

Langzeitfasten kann tief greifende Auswirkungen haben. Die Entgiftungs- und Regenerationsprozesse können in größerem Umfang und auf allen Ebenen stattfinden, ihre positiven Auswirkungen sind unübersehbar: Das Hautbild wird enorm verbessert – Fasten scheint Linien und Fältchen geradezu auszubügeln und lässt uns um Jahre jünger erscheinen. Der Blick wird wieder wach und klar, die Haare fühlen sich seidenweich an. Natürlich nimmt man dabei auch ab – in welchem Umfang, das hängt vom Ausgangsgewicht ab. Schwer Übergewichtige verlieren am meisten an Gewicht (rund ein Pfund pro Tag); Menschen mit leichtem Über- oder fast Normalgewicht etwas weniger.

Fasten über einen längeren Zeitraum wirkt sich auch stark auf Geist und Psyche aus – man gewinnt an Ruhe und innerer Gelassenheit. Der Körper schaltet zwar einen Gang zurück, aber gegen Ende oder nach Abschluss der Fastenperiode zeigt sich eine deutliche Zunahme an Lebensfreude, Energie und Kreativität.

Natürlich erlebt jeder eine Saftkur auf seine ganz persönliche Weise und keine Fastenperiode verläuft wie die andere. Manchmal ist sie von Anfang bis Ende das pure Vergnügen und man fühlt sich fast „high", während ein anderes Mal eher unerwünschte Begleiterscheinungen hervortreten, verbunden mit Gereiztheit und Erschöpfung.

Letzteres bewerten die Therapeuten als Zeichen einer Heilungskrise. Die Symptome können die gleiche Form annehmen wie die auf S. 113 beschriebenen Begleiterscheinungen, aber da Langzeit-Saftfasten viel tiefer wirkt, können auch die Nebenwirkungen entsprechend heftiger ausfallen. So kann es Ihnen passieren, dass chronische Beschwerden aufflammen, für die Sie besonders anfällig sind – etwa Leiden wie Ekzeme, Asthma oder Psoriasis. Solche Krisen dauern aber in der Regel nicht länger als etwa 24 Stunden und bedeuten, dass der Entgiftungsprozess seinen Höhepunkt erreicht hat. In diesem Zeitraum, so die Heilpraktiker, laufen im Körper nachhaltige Heilungsprozesse ab. Gerade im Falle von Ekzemen oder Asthma kann dies bedeuten, dass die Beschwerden danach ein für allemal ausgestanden sind.

DIE GÜNSTIGSTE ZEIT ZUM FASTEN

Als Faustregel lässt sich sagen, dass man sich auf eine Langzeit-Fastenkur nur einlassen soll, wenn man dafür genügend Zeit und Ruhe mitbringt und sich von allen Verpflichtungen freimachen kann. Fastende fühlen sich gelegentlich müde und müssen sich ausruhen – und dann will man möglichst viel Raum und Zeit für sich selbst haben, um die Vorteile des Saft-Fastens voll ausschöpfen zu können.

Traditionell gilt das Frühjahr als eine besonders geeignete Zeit für Fastenkuren – die Tage werden

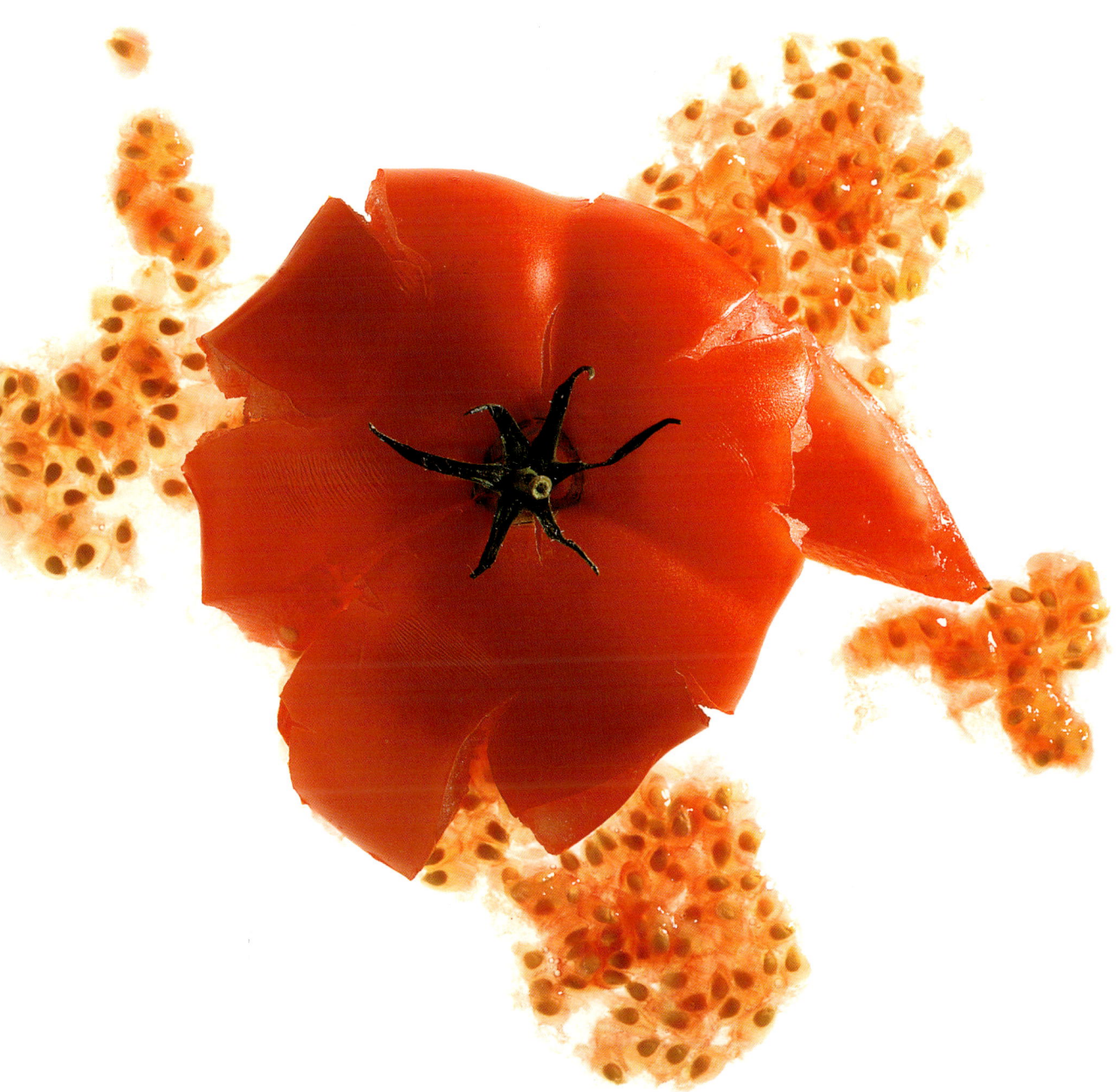

wärmer und man möchte all die überflüssigen Pfunde loswerden, die man sich während der kalten Jahreszeit angefuttert hat. Grundsätzlich kann man aber zu jeder Zeit im Jahr eine Fastenkur einlegen. Zu bedenken ist allerdings, dass man beim Fasten zum Frieren neigt, auch schon bei einer 1-tägigen Saftkur. Wer also ohnehin leicht fröstelt, sollte vielleicht nicht ausgerechnet im Winter fasten – oder besondere Vorkehrungen treffen, um sich warm zu halten.

Wann auch immer Sie sich zum Saft-Fasten entscheiden und wie lange Sie es auch durchhalten – Eines ist sicher: Sie investieren damit langfristig in Ihre eigene Gesundheit und halten Krankheiten und Altersprobleme erfolgreich in Schach.

Nützliche **Adressen**

Vegetarier-Bund
Deutschland e.V.
Blumenstraße 3
30159 Hannover
Telefon 0511/363 20 50
Fax 0511/363 20 07
E-Mail: info@vegetarierbund.de

Regina Schmitz
Produkte für ein
besseres Leben
Postfach 201
53569 Unkel
Telefon 02224/762 07
Fax 02224/748 43
E-Mail: Regina.Schmitz@ein-bes-
seres-leben.de
www.ein-besseres-leben.de

Deutsche Gesellschaft
für Präventation und
Rehabilitation von Herz-
Kreislauf-Erkrankungen (DGPR)
Rizzastraße 34
56068 Koblenz
Telefon 0261/30 92 31

Deutscher Diabetiker Bund
Danziger Weg 1
58511 Lüdenscheid
Telefon 02351/98 91 50

Deutsche Gesellschaft
für Ernährung
Godesberger Allee 18
53175 Bonn
Telefon 0228/377 66 00

Deutscher Diabetiker-Verband
Hahnbrunner Straße 46
67659 Kaiserslautern
Telefon 0631/764 88

Österreich

Österreichischer
Herzverband
Obere Augartenstraße 26–28
A–1020 Wien
Telefon 01/330 74 45

Gesellschaft für Ernährung
Zaunergasse 1–3
A–1030 Wien
Telefon 01/714 71 93

Österreichischer
Herzfond
Währingerstraße 15
A–1090 Wien
Telefon 01/408 95 66

Österreichische Diabetiker-
Vereinigung
Moosstraße 18
A–5020 Salzburg
Telefon 0662/82 77 22

Östereichische
Vegetarier Union
Postfach 1
A–8017 Graz
Telefon 0316/46 37 17

Schweiz

Schweizerische Herzstiftung
Postfach 368
Schwarztorstraße 18
CH–3000 Bern 14
Telefon 031/388 80 80

Schweizerische Vereinigung
für Ernährung
Effingerstraße 2
CH–3001 Bern
Telefon 031/381 85 81

Schweizerische Diabetes-
Gesellschaft
Forchstraße 95
CH–8032 Zürich
Telefon 01/383 13 15

Weitere **Literatur**

Power-Drinks
Sonja Carlson
(Mosaik Verlag, München 1998)

Power-Säfte
Monika Cremer
(Falken Verlag, Niedern-
hausen 2000)

Zauberkraft Saft
Anita Höhne/
Leonard Hochenegg
(Heyne Verlag, München 1997)

Fit durch Säfte
Jay Kordich
(Heyne Verlag, München 2000)

Ganz schön saftig
Jochen Bielefeld
(Gräfe und Unzer Verlag,
München 1999)

**Handbuch der gesunden
Ernährung**
Franz Binder/Josef Wahler
(dtv Verlag, München 1995)

Danksagung

Ich möchte allen danken, die für meine Saftrezepte als Versuchskaninchen
dienen mussten, besonders meinem Sohn Christian, einem ausgezeichneten
Saftexperten seit seinem siebten Lebensjahr, und meinen Freundinnen
Jane Revell und Diana Craig. Sehr dankbar bin ich außerdem für die Hilfe
und Unterstützung von Liz Dean und Muna Reyal bei Collins & Brown.

Stichwortverzeichnis